D1985820

Gerhard Schütz • Horst Freigang
Metaphern, Stellvertretergeschichten und hypnotische Texte

Bilder und Vergleiche sind nötig,
um den Eindruck der Ideen
auf den Geist zu verdoppeln, in dem
man ihnen zugleich eine physische
und geistige Kraft verleiht.

Joseph Joubert (1754-1824)

Gerhard Schütz • Horst Freigang

Metaphern, Stellvertretergeschichten und hypnotische Texte

Für den Einsatz in der Zahnmedizin.
Mit Anleitungen zur Erstellung eigener Hypnosetexte

HYPNOSVERLAG

Bibliografische Information der Deutschen Nationalbibliothek
Die Deutsche Nationalbibliothek verzeichnet diese Publikation in der Deutschen Nationalbibliografie; detaillierte bibliografische Daten sind im Internet über http://dnb.d-nb.de abrufbar.

Hypnos Verlag
Gudrun Schmierer GmbH & Co. KG
Esslinger Straße 40
70182 Stuttgart
www.hypnos.de

ISBN 978-3-933569-38-7
▸ Best.-Nr. B 1007
3. Auflage 2007

Satz, Gestaltung, Koordination: Jörg Exner, www.vbje.de
Einbandgestaltung: Gitta Merkle, www.kunststueck.info
Titelfoto: © Nico Smit – Fotolia.com
Druck: Bookstation GmbH, Sipplingen

Inhaltsverzeichnis

Danksagung

Besonderen Dank möchten wir folgenden Personen aussprechen, die mit ihren Anregungen, kritischen Bemerkungen und unkonventionellen Ideen zur Verwirklichung dieses Buches beigetragen haben: Dr. Christa Schödermaier und Veronika Freigang, die nach gründlicher Durchsicht des Manuskriptes zur Lesbarkeit von Unleserlichem beitrugen; Dr. Albrecht Schmierer, der uns viele, von ihm gesammelte Metaphern und Geschichten zur Systematisierung zur Verfügung stellte und dieses Buchprojekt förderte; Elke Schlinkert, Dr. Ulrike Langner und den vielen Zahnärztinnen, Zahnärzten und Zahnarzthelferinnen, die uns in den Hypnose-Fortbildungsveranstaltungen wertvolle Metaphern und Gleichnisse erzählten.

1 Über dieses Buch

Die in diesem Buch aufgelisteten Metaphern sind eine von den Autoren zusammengestellte Auswahl aus den Hypnose-Ausbildungsseminaren der Deutschen Gesellschaft für Zahnärztliche Hypnose (DGZH) e.V. im Zeitraum zwischen 1993 und 2002. Da die einzelnen Geschichten meist in Kleingruppen gemeinsam erarbeitet wurden, gab es kaum eine Möglichkeit für uns, eine persönliche Zuordnung zu treffen. Die innerhalb der Seminare erarbeiteten Metaphern haben wir systematisiert und ihnen eine Überschrift zugewiesen. Bewusst haben wir die Umgangssprache der meisten Metaphern belassen, um deren Lebendigkeit zu erhalten. Kleinere Veränderungen waren allerdings in einigen Fällen aus stilistischen Gründen erforderlich – wir bitten die Leserinnen und Leser, uns dies zu verzeihen.

Das Lesen der Umgangssprache ist zwar ein bisschen mühevoll, das Erzählen aber umso wirkungsvoller. Einige der Metaphern sind direkt von uns, den Autoren, entworfen und zusätzlich kommentiert.

Am Beginn des Buches finden Sie eine kurze theoretische Einführung zum Gebrauch von Metaphern. Außerdem haben wie für Sie die wichtigsten Schritte zur Erstellung eigener hypnotischer Texte aufgelistet. Wir wissen aus unseren Fortbildungsveranstaltungen, wie schwierig es nicht nur für Anfänger ist, die richtigen Worte und Bilder für eine hypnotische Behandlung zu finden. Mit diesem Buch haben Sie die Möglichkeit, Ihre eigene, nicht nur hypnotische Sprache weiterzuentwickeln.

Lassen Sie Ihrer Fantasie Flügel wachsen, viel Spaß beim Lesen!

Gerhard Schütz und Horst Freigang, Berlin im Februar 2002

2 Metaphern und Stellvertretergeschichten

Was ist eine Metapher?

Die Lage war extrem gefährlich. Das Packeis wurde durch die klirrend kalten Fallwinde derart zusammengeschoben, dass es zu den gefürchteten Einpressungen kam. Die *Endurance*, Shackletons Antarktis-Expeditionsschiff, stand kurz vor dem Zerbrechen. Eine Reihe lauter, knackender Geräusche hallte in dem vom Eis umschlungenen Schiff – es stöhnte und ächzte und kündete vom bevorstehenden Untergang. Es war ein Ort vollkommener Ödnis, ohne Wärme, mit wenig Licht, menschenleer. Das Schiff hatte bereits eine bedrohliche Seitenlage. Shackleton war sich der Lage bewusst; er setzte sich am Abend des 4. Augusts 1915 zu einer Gruppe von Männern, die selbstbewusst spekulierten, dass ihr Schiff jeglichem Druck standhalten würde. Shackleton erzählte den Männer folgende Geschichte:

> »Eine Maus lebte in einer Gastwirtschaft. Eines Tages fand sie ein großes Bierfass und trank so viel sie konnte. Als sie ausgetrunken hatte, richtete sie sich auf, zwirbelte ihre Barthaare nach oben und blickte hochnäsig umher. ›Nun‹, meinte sie, ›wo ist denn die verdammte Katze?‹«

Sinnbildlich bereitete Shackleton seine Männer auf das vor, was sie in den nächsten Monaten zu erwarten hatten (Lansing 1999). Er bahnte metaphorisch ihren weiteren Weg. Eine Metapher ist im weitesten Sinne eine bildhafte Sprachwendung, in der statt der eigentlichen Beziehung oder des eigentlichen Vorganges ein übertragener benutzt wird. Die Metapher dient aufgrund ihrer Bildhaftigkeit besonders zur Veranschaulichung von sprachlich schwer zu vermittelnden Inhalten.

Was ist eine Stellvertretergeschichte?

Im Gegensatz zu einer Metapher, die einen größeren symbolischen Übertragungsraum beinhaltet, bewegt sich die Stellvertretergeschichte in engeren Ausdrucksgrenzen. Meist sind Stellvertretergeschichten Geschichten, in denen eine andere Person mit einer

ähnlichen (oder gleichen) Problemstellung, wie sie der Patient dem Arzt schildert, umgeht. Da der Verdeckungsgrad solcher Geschichten nicht sehr hoch ist, müssen sie geschickt erzählt werden, um zur Wirkung zu kommen. Ein kurzes Beispiel:
Eine Patientin klagt ihrer Zahnärztin, dass ihre Prothese nicht richtig passt.

> Die Zahnärztin: »Da geht es ja Ihnen wie mir. Mittlerweile muss ich bei meiner Arbeit ständig eine Brille tragen – anfangs fand ich das ziemlich lästig, es störte mich einfach, da ständig etwas auf der Nase zu haben – aber ich wusste, dass es notwendig ist und so habe ich mich daran gewöhnt. Mittlerweile macht mir das nichts mehr aus.«

Warum erzählt man Metaphern oder Stellvertretergeschichten?

Es gibt, grob ausgedrückt, zwei Möglichkeiten, den Patienten zu einer Veränderung seines Verhaltens oder Erlebens anzuregen. Der einfachste Weg ist der, ihm direkt zu sagen, was er zu tun, zu fühlen oder zu lassen habe. Diese Möglichkeit ist jedoch begrenzt, weil solche Aufforderungen oft auf Widerstand seitens des Patienten treffen und man darüber hinaus Gefühle oder Empfindungen schwer verordnen kann. Deshalb ist es notwendig zu wissen, auf welche Weise man den Patienten indirekt zu Veränderungen animieren kann. Und hierzu gibt es eine große Palette unterschiedlichster Möglichkeiten wie:

- Gleichnisse,
- Parabeln,
- Märchen,
- Fabeln,
- Anekdoten,
- Stellvertretergeschichten und
- Metaphern.

Mit diesen Geschichten kann man unaufdringlich, respektvoll und elegant die kleinen und größeren Patienten zu den unterschiedlichsten Erfahrungen anregen.
Wir benutzen den Begriff Metapher sehr weitgespannt – jegliche bildhafte Übersetzung hat für uns einen metaphorischen Charakter.
In den letzten Jahren hat sich das Geschichtenerzählen (story telling) als fester Bestandteil therapeutischer Interventionen etab-

liert. Wegbereiter dieser Entwicklung war der amerikanische Arzt und Hypnosespezialist Milton Erickson (1901–1980), der das Geschichtenerzählen zur Induktion hypnotischer Zustände und zur suggestiven Anregung für Veränderung meisterhaft benutzte.
Durch das Hören einer Geschichte, in die sich der Zuhörer eingebunden fühlt und mit der identifikatorische Prozesse angeregt werden, soll er in einen Zustand fokussierter Aufmerksamkeit geführt werden, gefesselt und fasziniert. Geschichten dienen als Modell und Erprobungsfeld für unser Denken, Handeln und Fühlen. Neue Ideen können uneingeschränkt ihre Wirkung entfalten – sie können angenommen oder verworfen werden. Der Hörer hat die Freiheit, dies zu entscheiden.

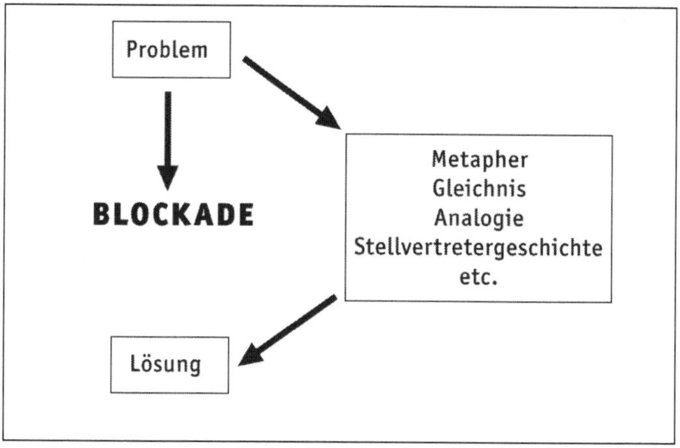

Abbildung 1: Indirekte suggestive Einflussnahme

Indirekt bedienen sich alle fürsorglichen Eltern bei der Erziehung ihrer Kinder dieses Instrumentariums. Das Vorlesen einer Gute-Nacht-Geschichte oder eines Märchens dient im erweiterten Sinne den Konflikt- und Problemlösungen des Kindes. Der kleine Hörer wird hierbei mit den unterschiedlichsten elementaren Lebensthemen vertraut gemacht:

- Eifersucht (Schneewittchen)
- Tod (Der Gevatter Tod)
- Soziale Verantwortung (Der Arme und der Reiche)
- Alter (Der alte Großvater und der Enkel)
- Scheinbare Ausweglosigkeit (Rumpelstilzchen)
- Angst (Der Wolf und die sieben Geißlein)
- Glück (Hans im Glück)
- List (Das tapfere Schneiderlein) usw.

Gleichzeitig werden ihm bildhafte Lösungen oder Umgangsmöglichkeiten angeboten. Mittels einer bildhaften (metaphorischen) Verarbeitungsweise bereitet sich das Kind auf die kommenden Lebensaufgaben vor.
Indirekte Vorgehensweisen rufen bei der Erprobung oder Umsetzung neuer Ideen keinen Widerstand hervor – im Gegensatz zu direkten Suggestionen.
Der Patient befindet sich während einer zahnärztlichen Behandlung in einem besonderen Zustand:

- Er befindet sich in einer liegenden Position und damit in einem regressiven Zustand
- Er ist meist in einem Zustand einer erhöhten, ängstlichen Erwartungsspannung (Dystrance)

Diese Faktoren fördern einen psychischen Ausnahmezustand, in dem der Patient die präsentierten Geschichten intensiv aufnehmen kann.

Die Sinnesmodalitäten (VAKOG)

Jeder Mensch nimmt die Reize seiner Umwelt auf besondere Art und Weise wahr – nämlich über seine Sinnessysteme. Wir neigen dazu bestimmte Sinnessysteme bei unserer Wahrnehmung zu bevorzugen und andere zu vernachlässigen. Die fünf Sinnessysteme, mit denen wir uns in unserer Welt orientieren, sind folgende:

- Der visuelle Kanal – das Sehen (V)
- Der akustische Kanal – der Hören (A)
- Der kinästhetische Kanal – das Fühlen (K)
- Der olfaktorische Kanal – das Riechen (O)
- Der gustatorische Kanal – das Schmecken (G)

Jeder Mensch besitzt hier seine individuellen Präferenzen; natürlich auch der Patient, der zur Behandlung in die zahnärztliche Praxis kommt. Die meisten Menschen in unserem Kulturkreis besitzen eine Präferenz für das Sichtbare, also für den visuellen Kanal. Wenn ein visuell orientierter Mensch sich zum Beispiel an ein angenehmes Erlebnis erinnern will, dann nimmt er dieses Erlebnis mittels innere Bilder, Farben oder Filme wahr. Wenn er eine Entscheidung zu treffen hat, dann benutzt er für diesen Vorgang seine optischen Fantasien – vielleicht stellt er diese in einen neuen Zusammenhang, begutachtet dieses Produkt mit seinem *inneren Auge* und fällt daraufhin sein Urteil.

Menschen mit akustischen Präferenzen führen in diesem Fall eine Art inneren Dialog – sie sprechen mit sich selbst und wägen ihre Argumente wie in einer Diskussionsrunde ab.
Menschen mit kinästhetischen Präferenzen fällen ihre Entscheidungen aus ihrem Bauch heraus. Natürlich gibt es auch hier viele Mischformen: Eine Person, die zum Beispiel akustische und kinästhetische Präferenzen besitzt, *hört (A) auf ihren Bauch (K).*

Wie kann man Wahrnehmungspräferenzen des Patienten erkennen?

Hierzu gibt es *zwei* einfache Möglichkeiten. Die einfachste ist die, dass Sie aus dem Berufsfeld des Patienten auf seine Präferenzen zu schließen. Es liegt auf der Hand: Wenn ein Patient Ihnen sagt, dass er Koch sei, dann werden Sie ihn mit Ihrer Sprache gut erreichen können, wenn Sie in Ihre Sätze olfaktorische oder gustatorische Elemente einweben. Sie könnten zum Beispiel sagen: »Es liegt mir förmlich auf der Zunge Ihnen zu sagen, dass ...« oder: »Manchmal hat man schon die Nase voll, wenn man kurz hintereinander mehrmals zum Zahnarzt muss ...«
Sagt Ihnen hingegen eine Patientin, dass sie Krankengymnastin sei, werden Sie sie mit Formulierungen gut erreichen, die kinästhetische Bestandteile aufweisen. Zum Beispiel: »Wie fühlt sich das an, wenn Sie spüren, dass Ihre Zähne vollkommen in Ordnung sind?« oder »Gehen Sie mal in sich und lassen Sie Ihre Empfindungen sprechen«.
Die zweite Möglichkeit ist die, dass Sie aus dem Gesprochenen des Patienten seine individuellen Präferenzen ableiten. Hierzu brauchen Sie ein wenig mehr Zeit, oder Sie übertragen diesen Vorgang einer Zahnarzthelferin. Wie würden Sie einen Patienten sinnestypisch einstufen, der Ihnen folgende Geschichte erzählt:

> »Letzte Woche war ich noch in Mallorca, da fing der Zahn schon an zu schmerzen. Ich war ganz unruhig und suchte einen Zahnarzt auf. Der war richtig grob und meinte, dass ich mich nicht so anstellen sollte – ich fühlte mich so richtig ausgeliefert, äh, und ich glaube, dass er mir gar nicht richtig zugehört hat. Das empfand ich als sehr unpassend ...«

Dieser Patient scheint sich überwiegend – zumindest nach dem, was er hier gesagt hat – in einer kinästhetisch ausgerichteten Welt zu bewegen.
Was ist aber nun, wenn Sie keine Informationen über die Sinnesdominanz Ihres Patienten gewinnen können, etwa dann, wenn Sie

einen Notfall behandeln und der neue Patient kaum zu Ihnen sprechen kann und darüber hinaus einen Beruf ausübt (wenn Sie ihn zufällig erfahren sollten), der keine Rückschlüsse auf spezifische Sinnesdominanzen zulässt? (z. B. Versicherungsvertreter)
In diesem Fall können Sie nach dem Prinzip »Von jedem ein bisschen« vorgehen und liegen mit Sicherheit nicht falsch. Hierzu ein kurzer Beispieltext von einer Zahnarztbehandlung:

> »Nehmen Sie in *Ruhe* Platz, so dass Sie die Dinge *im Blick haben*, die für Sie wichtig sind. Gönnen Sie es sich in aller Freiheit nur die *Geräusche zu hören*, die Ihnen gut tun, die uneingeschränkt im Dienste Ihrer Gesundheit stehen.«

In diesem zugegebenermaßen etwas seltsam klingenden Satz werden die drei Hauptsinneskanäle (VAK) angesprochen.

Weitere sprachliche Beispiele:

Visuell Sehen, anblicken, Ausschau halten, schwarz, blau, grün, anstarren, Perspektive, Schattierungen, Hintergrund ...

Akustisch Hören, lauschen, rascheln, knistern, das klingt ja wie ..., schrill, leise, laut, brummen, surren ...

Kinästhetisch Mein Bauch sagt mir, dass ..., fühlen, empfinden, Gespür, Leichtigkeit, Schere, Wärme, kribbeln, Stimmungen, auf die leichte Schulter nehmen ...

Olfaktorisch Nase rümpfen, riecht komisch, es stinkt mir, dass ..., der steckt sein Nase auch überall rein, einen guten Riecher haben ...

Gustatorisch Es liegt mir auf der Zunge, dass ..., bitter, süß, geschmacklos, geschmackvoll, das stößt mir sauer auf ...

Die unterschiedlichen Wahrnehmungspräferenzen der Patienten sind bei der Erstellung eines hypnotischen Textes wichtig. Wenn Sie diese Präferenzen kennen, so können Sie Ihren hypnotischen Text daran ausrichten. Wenn man zum Beispiel weiß, dass der Patient hauptsächlich visuell orientiert ist, dann ist es günstig, ihm mit visuellen Sprachelementen zu begegnen, das versteht er eben am besten.

Ein kurzer Beispieltext für einen *visuell* orientierten Patienten:

Auflistung der visuellen Komponenten: sehen, im Blick haben, ein Bild machen, Anblick, sehen

»... Sie können sehen wie wichtig es ist, etwas für seine Zähne zu tun ... wenn man seine Gesundheit im Blick hat und sich ein Bild von strahlenden Zähnen macht ... wie schön dieser Anblick ist, dann, so denke ich, ist man bereit zu erkennen, wie wichtig eine richtige Zahnpflege ist, habe ich nicht recht, wie sehen Sie das?«

Ein weiteres Beispiel für einen *kinästhetisch* orientierten Patienten:

»... ich kann mir denken, dass es ein gutes Gefühl sein muss, jeden seiner Zähne zeigen zu dürfen ... ich meine das nicht unbedingt wörtlich, aber wenn man spürt, wie sicher man im Umgang mit anderen Menschen wird, wenn man darüber hinaus ein Gefühl von Verlässlichkeit entwickelt, dann kann es sein, dass man mit Ruhe und Entspannung, fast stoisch, anderen Menschen begegnet, und das ist ohne Zweifel ein erhabenes Gefühl, oder?«

Auflistung der kinästhetischen Komponenten: Gefühl, spürt, sicher sein, Gefühl, Ruhe, Entspannung, stoisch, Gefühl

Wann ist der richtige Zeitpunkt, eine Metapher oder Stellvertretergeschichte zu erzählen?

Sie kennen nun die wichtigsten Bausteine für die Konstruktion einer Metapher oder Stellvertretergeschichte. Außerdem wissen Sie, dass es, vereinfacht ausgedrückt, zwei zeitliche Möglichkeiten gibt, eine Metapher zu präsentieren: entweder

- im Wachzustand oder
- in Trance.

Wenn Sie *nicht* mit hypnotischen Behandlungsmöglichkeiten vertraut sind und für Ihre ärztliche Arbeit Metaphern heranziehen wollen, dann werden Sie diese dem Patienten im Wachzustand präsentieren. Doch ein Wachzustand ist nicht immer ein Zustand gebundener Aufmerksamkeit. Erst wenn sich der Patient in einem Zustand gebundener Aufmerksamkeit befindet, ist er besonders empfänglich für die entsprechenden unterschwelligen Anregungen. Folglich ist es für den behandelnden Zahnarzt wichtig, diese Zustände identifizieren zu können. Mit anderen Worten: Wie kann man erkennen, ob der Patient dem Zahnarzt aufmerksam zuhört? Die Antwort: An seinen Körpersignalen, wie zum Beispiel:

- Augenkontakt (wenn er die Augen offen hat)
- Leichtes Nicken des Kopfes (»ich habe Sie verstanden«)
- Erweiterte Pupillen (Tendenz, sich inneren Vorstellungen hinzugeben)

Aber auch die eigenen Empfindungen sind wichtig. Normalerweise spürt man, ob eine andere Person einem zuhört oder nicht. Sollte der Patient beispielsweise zu sehr mit seiner eigenen Angst beschäftigt sein, dann kann er Ihnen natürlich nicht aufmerksam zuhören. Hier ist es die primäre Aufgabe des Zahnarztes oder der Zahnärztin, den Patienten erst einmal so zu beruhigen, dass er in einen behandlungsfähigen Zustand überführt werden kann, unabhängig davon, ob Sie ihm zusätzlich etwas Metaphorisches erzählen oder nicht.

Aber was ist nun, wenn Sie sich mit hypnotischen Behandlungsschritten auskennen und die von Ihnen entworfene Metapher in einen hypnotischen Kontext einbinden wollen? Wann ist hier der günstigste Zeitpunkt dem Patienten die Metapher zu präsentieren? Die Antwort: Dann, wenn der Patient sich in einem *tieferen Trancezustand* befindet.

Die lehrbuchmäßigen Schritte zur Herstellung einer hypnotischen Trance sehen folgendermaßen aus:

- Aufbau von Rapport
- Entspannungssuggestionen
- Trancesuggestionen
- Trancevertiefungssuggestionen
- **Metapher erzählen**
- **Zahnmedizinische Intervention (zum Beispiel Zahn ziehen)**
- Dehypnose
- Gezielte Ablenkung (zur Zerstreuung von Restaufmerksamkeit)

Sie können sehen, dass die Metapher erst dann präsentiert wird, wenn der Patient über die Schritte Entspannung → Trance → Trancevertiefung in einen veränderten Bewusstseinszustand geführt wurde. Hier wird er Ihre verkleideten, metaphorischen Anregungen kritiklos annehmen. Sollte sich der Patient in einem tiefen hypnotischen Zustand befinden, so kann es vorkommen, dass er eine totale Amnesie entwickelt. Der Patient hat dann das Gefühl, dass er sich an nichts mehr erinnern kann, was mit der Trance zu tun hat. Es scheint so, als hätte er sogar die metaphorischen Anregungen vollkommen »vergessen«. Aber: Die Erfahrung zeigt, dass trotz dieses Phänomens die präsentierten Suggestionen ihren Adressaten erreichen; sie bahnen sich unterschwellig, unbewusst ihren Weg in das Erlebnis- und Verhaltensrepertoire des Patienten und wirken sich auf diese Weise aus.

Wie konstruiert man eine Metapher?

Wenn Sie sich Metaphern oder Stellvertretergeschichten ausdenken wollen, so können Sie sich an folgender Vorgehensweise orientieren:

1. Konkrete Problembestimmung (»Mund geht nicht auf«)
2. Allgemeine Problembestimmung mit unterschiedlichen Beispielen (Tür klemmt; eine Blume öffnet nicht ihre Knospen ...)
3. Passendes Beispiel auswählen und ausschmücken
4. Identifikatorischen Prozess anregen
5. Allgemeine Lösung andeuten
6. Veränderung suggerieren (= korrigierende Erfahrung)

Zu 1.: Konkrete Problembestimmung

Nehmen wir an, Sie haben einen Patienten auf dem Zahnarztstuhl, der bei der Behandlung seinen Mund nicht öffnen kann. Der Patient teilt Ihnen mit, dass er selbst nicht weiß, warum er seinen Mund in dieser Situation nicht öffnen kann, und macht dabei einen ängstlichen Eindruck. Gutes Zureden, es doch einmal ganz entspannt zu versuchen, den Mund zu öffnen, führt zu nichts. Jeder Zahnärztin oder jedem Zahnarzt ist solch ein Patient schon begegnet. Das Problem ist in diesem Fall einfach zu benennen: *Der Mund geht nicht auf, aus welchen Gründen auch immer!*

Zu 2.: Allgemeine Problembestimmung mit unterschiedlichen Beispielen

Hier wird eine Verbindung von einem Einzelbeispiel zu ähnlichen, allgemeinen Vorkommnissen hergestellt. Es wird assoziativ nach ähnlichen Beispielen, auch in vollkommen anderen Bereichen, gesucht. Die Eingangsfrage bei unserem Beispiel könnte sein, ob es andere Ereignisse gibt, bei denen sich etwas nicht öffnet und es dadurch zu Problemen kommen kann. Mögliche Analogien wären hier:

- Eine Türe, die geöffnet werden müsste, aber klemmt.
- Ein Blume, die ihre Knospen nicht öffnet, obwohl es warm ist und die Sonne scheint.

Die allgemeine Problembestimmung dient einer losen Herangehensweise an die konkrete Problematik des Patienten, um die Ideen herauszufiltern, die passend erscheinen.

Zu 3.: Ausgewähltes Beispiel ausschmücken

Nehmen wir einmal an, dass Sie sich für das Beispiel der klemmenden Tür entschieden haben. Dann sollten Sie dieses Beispiel so ausschmücken, dass eine in sich geschlossene Geschichte entstehen kann. Sie könnten zum Beispiel erzählen, dass es in einem Haus einen Wasserrohrbruch im ersten Stockwerk gegeben hat und Wasser von der Decke tropft. Dringend müsste das Wasser abstellt werden, aber der Drehknopf ist so angerostet, dass man nur mit dem Werkzeugkoffer weiter kommt. Also rennt der Hausmeister in den Keller, um zur Werkzeugkiste zu kommen. Hier allerdings taucht ein weiteres Problem auf. Die Tür zum Werkzeugraum klemmt – die Wasserrohrzange kann also nicht so schnell geholt werden.

Zu 4.: Identifikatorischen Prozess anregen

Bei diesem Punkt stellt man die Überlegung an, auf welche Weise der Patient die angebotenen, symbolisch angereicherte Geschichte auf sich selbst beziehen könnte. Mehrere Möglichkeiten bietet unser kleines Beispiel:

- Es ist eine Notsituation (Wasserschaden) und es ist wichtig, darauf zu reagieren (»Zähne sind in Not«)
- Problem taucht auf (Behandlung nicht möglich, weil Mund nicht aufgeht)
- Fachmann (Hausmeister stellvertretend für den Zahnarzt) erkennt Problem und tut das richtige (Suche nach eine passenden Lösung)

Zu 5.: Allgemeine Lösung andeuten

Nun haben wir es mit dem Dreh- und Angelpunkt unserer Fantasiearbeit zu tun. Wir müssen nach einer symbolischen Lösung Ausschau halten, die der Patient unterschwellig versteht. Man könnte zum Beispiel erzählen, dass hinter die Tür im Keller eine alte Kiste mit Büchern gefallen ist und diese Kiste die Tür blockiert. Der Hausmeister nimmt daraufhin einen langen Besenstiel und schiebt durch einen kleinen Ritz die schwere Kiste behutsam zur Seite. Danach kann er die Tür öffnen und zu seiner Werkzeugkiste gelangen. Metaphorisch könnte die alte Bücherkiste für biographische Belastungen aus der Vergangenheit des Patienten stehen, die in Zusammenhang mit dem *nicht Öffnen können des Mundes* stehen. Der Hausmeister geht behutsam vor – ein weiterer Wink, dass der Patient einfühlsam begleitet wird, dass eben die Tür nicht eingetreten wird.

Zu 6.: Veränderungen suggerieren (= korrigierende Erfahrung)

Die Geschichte scheint nun einen positiven Ausgang zu nehmen – der Hausmeister kommt zu seiner Werkzeugkiste und kann schnell den eingerosteten Drehknopf so lösen, dass er das Wasser abstellen und mit der eigentlichen Reparatur beginnen kann. Die korrigierende Erfahrung des Patienten wäre die, dass er, unterstützt durch eine Metapher, seinen Mund zur Behandlung öffnen kann. Wenn nun der Patient die Metapher annimmt und sich sein Mund vorsichtig öffnet, dann ist es wichtig, den Patienten für diese besondere Reaktion auch adäquat zu loben und ihn weiter zu animieren, den Mund so weit zu öffnen, dass die Behandlung stattfinden kann. Diese Erfahrung, die der Patient macht, kann man zusätzlich verankern – so dass er sich bei der nächsten Zahnbehandlung an dieses positive Erlebnis erinnert. Beispiel:

> »Und diese neue Erfahrung, die Ihr Mund und die entsprechenden Muskeln gemacht haben, werden sich Ihre Körperzellen so merken, dass es bei der nächsten Behandlung noch viel einfacher für Sie werden wird, Ihren Mund – im Dienste Ihrer Gesundheit – zu öffnen.«

Kleine Übung. Finden Sie einfache metaphorische Übersetzungen für folgende Problembereiche:

PROBLEM	METAPHER
Mund geht nicht auf	Tür klemmt Knospe einer Blume springt nicht auf
Patient hat Angst vor Einstich der Spritze	
Patienten stören schrille Behandlungsgeräusche	
Patient pflegt seine Zähne schlecht	
Jugendlicher muss eine Zahnspange tragen	
Patient neigt zum Würgen	

Beim Konstruieren einer Metapher kann man sich auch an den realen Interessen des Patienten orientieren. Bei Kindern zum Beispiel kann man deren Vorlieben oder Hobbys erfragen und anhand der gewonnenen Informationen eine kindgerechte, metaphorisch verkleidete Geschichte erfinden.

Metapher in der Metapher

Sie wissen nun, was wir unter einer Metapher verstehen und weshalb die Präsentation einer Metapher so wirkungsvoll sein kann. Wenn man bei der Bildung von Metaphern ein wenig Übung besitzt, dann kann man mehrere Metaphern, die für jeweils unterschiedliche, isolierte Problembereiche des Patienten stehen, ineinander verweben und auf diese Weise den Patienten günstig beeinflussen. In Kapitel 6 (⇢ *Hypnotische Beispieltexte – Trancetexte zum Üben für Erwachsene)* haben wir für Sie vier ausgewählte Hypnosetexte, die aus ineinander verschachtelten Metaphern bestehen, zusammengestellt. Dazu später.

Nun wollen wir Ihnen anhand eines praktischen Beispiels Schritt für Schritt erklären, wie Sie mit der Technik »Metapher in der Metapher« umgehen können. Stellen Sie sich einen etwa 30-jährigen Patienten vor, der auf Sie unsicher wirkt und Ihnen mitteilt, dass er starke Zahnarztangst hat. Er war sechs Jahre nicht mehr in zahnärztlicher Behandlung – entsprechend sieht es in seinem Mund aus. Der Grund, weshalb er zu Ihnen kommt, ist leicht zu erahnen, der Mann hat akute Zahnschmerzen. Sicher werden Sie solche Patienten aus Ihrer Praxis kennen. Sie wissen auch, dass, sobald Sie die zahnschmerzauslösenden Faktoren beseitigt haben, die Wahrscheinlichkeit gering ist, dass Sie Ihre begonnene Arbeit bei dem Patient fortführen können. Sie vereinbaren zwar einen nächsten Termin, spüren aber, dass er diesen Termin nicht wahrnehmen wird. Für solche Patienten gilt eine einfache Philosophie: *Kein Zahnschmerz, kein Zahnarzt*! Trotzdem wollen Sie den Patienten respektvoll behandeln und ihm jede auch noch so unwahrscheinliche Möglichkeit anbieten, seine gesundheitsgefährdende Lebensphilosophie zu überdenken. Zugegebenermaßen keine leichte Aufgabe!

Fassen wir die wichtigsten Charakteristika des Patienten noch einmal zusammen:

- Unsicherheit
- Zahnarztangst
- Jahrelang nicht mehr beim Zahnarzt gewesen
- Einziges treibendes Motiv: Zahnschmerz

Wenn Sie nun mit verschachtelten Geschichten oder Metaphern arbeiten wollen, so empfiehlt es sich, die unterschiedlichen Charakteristika in eine bestimmte Reihenfolge zu bringen. Sie können zum Beispiel das Sortierungskriterium *vom Allgemeinen hin zum*

Besonderen wählen. Unsicherheit ist ein sehr allgemeines Gefühl, Zahnarztangst hingegen ein besonderes (eben nur in Verbindung mit zahnärztlicher Tätigkeit). Das treibende Motiv Schmerz ist eher auch etwas Allgemeines und vermutlich nicht nur auf die zahnärztliche Behandlung beschränkt. Anhand dieser Überlegungen könnte man folgende Reihe bilden:

CHARAKTERISTIKA	SORTIERUNGSKRITERIUM
Unsicherheit	Allgemein
Treibendes Motiv: Schmerz	⇩
Jahrelang nicht mehr beim Zahnarzt	⇩
Zahnarztangst	Speziell

Der nächste Schritt besteht nun darin, für diese vier Charakteristika jeweils eine Metapher zu bilden. Beispiel:

- **Unsicherheit:** Eine Person in einem fremden Land, verwirrt, kennt die Sprache nicht, kann die Schrift nicht lesen, keine Verkehrsschilder entziffern usw.
- **Treibendes Motiv Schmerz:** Person verletzt sich den Fuß, Fuß schwillt an, färbt sich blau – geringer Schmerz, ignoriert die Verletzungszeichen
- **Jahrelang nicht mehr beim Zahnarzt:** Ein Auto besitzen und es fahren, aber sich nicht um die Wartung des Wagens kümmern
- **Zahnarztangst:** Person hat U-Bahn-Phobie

Nun konstruiert man eine Art Metaphernreihe (Geschichten innerhalb von Geschichten) und bietet dem Patienten nach dem Erzählen der letzen Metapher eine positive Lösung an. Diese positive Lösung wird anschließend in die einzelnen Metaphern wie eine Flüssigkeit sprachlich hineingegossen (vgl. Abb. 2 auf Seite 26).

Praktischer Beispieltext: Metapher in der Metapher

(Der Patient befindet sich auf dem Zahnarztstuhl, der Zahnarzt oder die Zahnärztin erzählt ihm Folgendes:)

Allgemeines Pacing

... keiner fühlt sich so richtig wohl, wenn er hier auf dem Zahnarztstuhl liegt – eigentlich ist jeder froh, wenn er diesen Stuhl wieder verlassen darf ... das würde mir, ehrlich gesagt, auch so gehen ...

Übergang zur ersten Metapher

ein Zahnarztstuhl ist eben keine Luftmatratze, die sich hin- und herschaukelnd auf sanft bewegendem Wasser eines sonnigen Landes befindet ...

1. Metapher: fremdes Land

Ich kann mir vorstellen, dass es Ihnen so geht wie einem Menschen, der sich plötzlich, wie in einem Traum, in einem fremden Land befindet ... stellen Sie sich das mal vor, Sie sind in einem fremden Land und können die Sprache nicht ... Sie können die Schilder nicht lesen ... Sie haben keine Möglichkeit sich zu orientieren. Da gibt es eigentlich nicht allzu viele Möglichkeiten was man in so einer Situation tun kann ... man kann sich in sich selbst zurückziehen, das ist immer eine Möglichkeit, da kennt man sich wenigstens aus ... jeder ist sich doch, so sagt man zumindest, selbst der Nächste ... oder? ...

Indirekte Anspielung auf die Lebensphilosophie des Patienten

2. Metapher

Da erinnere ich mich an eine Geschichte von einem Bekannten, der hatte sich seinen Fuß an einem Tischbein so angeschlagen, dass ihm der kleine Zeh brach ... seine Freundin meinte, dass er zum Arzt gehen sollte, doch der Bekannte sagte, dass das schon wieder von selbst heilen werde ... aber es wurde nicht so, wie er dachte, stattdessen wurde es mit dem Zeh und dem Fuß immer schlimmer ... und neben der Blaufärbung bildete sich ein gefährliche Entzündung, die sehr schmerzhaft war ... das muss sehr lästig gewesen sein, dieser Schmerz strahlte sogar in seinem Bein hoch bis in den Kopf ... stechende Schmerzen sind ausgesprochen unangenehme Schmerzen, das kennt wohl jeder von uns, nicht wahr ...

Schmerz als letzte Warnung

3. Metapher

Der Bekannte wohnte in einer ländlichen Umgebung und der nächste Arzt war in einer kleinen Ortschaft, die etwa 15 Kilometer entfernt war ... er setzte sich in sein Auto, zum Glück hatte er einen Wagen mit Automatik und konnte infolgedessen seinen linken verletzten Fuß im Fußraum des Wagens ausstrecken .... aber wie das halt so ist ... ein Unglück kommt eben selten allein ... der Wagen blieb auf halber Strecke stehen und mein Bekannter war nicht ganz unschuldig an diesem Zwischenfall, denn er hat sich nie richtig um die Wartung seines Wagens gekümmert ... solange der Wagen fuhr, so dachte er, gab es doch keinen Grund irgendetwas zu machen ... selbst dann nicht, wenn es merkwürdige Geräusche vom Fahrwerk gab, ja, so dachte er und nun hatte er die Quittung dafür bekommen ... Sachen gibt's ... da stand er nun ganz alleine auf einer kleinen Straße mit seinem kaputten Wagen und keiner kam ...

Anspielung auf Körperreaktionen

4. Metapher

Als ich noch studierte, das ist schon eine Zeitlang her, da hatten wir einen Kommilitonen, der traute sich nicht mir der U-Bahn zu fahren ... stattdessen fuhr er immer mit dem Fahrrad ... ich hatte ihm angeboten, mal mit mir zu fahren, wir verabredeten uns zu einem bestimmen Zeitpunkt an einem U-Bahnhof, doch er kam nicht ... in der Uni traf ich ihn schließlich wieder und er sagte mir, dass er verschlafen hätte ... ich glaubte es nicht so recht, dass er verschlafen hatte, sondern ich war der Meinung, dass er sich einfach vor der

Anspielung auf Unzuverlässigkeit

Verantwortung sich selber gegenüber gedrückt hatte ... na ja, so ist das halt ... als schließlich der Winter kam und die Straßen vereist waren hatte mein Kommilitone ein ernsthaftes Problem ... mit seinem Fahrrad konnte er nicht mehr die spiegelglatten Straßen entlang fahren ... andere aus unserem Semester machten sich über ihn lustig und meinten, er sollte doch in Kairo Zahnmedizin studieren, da gäbe es keinen Schnee und kein Eis ... diese Witze fand ich damals schon nicht lustig ... stattdessen machte ich meinem Kommilitonen nochmals das Angebot mit mir gemeinsam U-Bahn zu fahren ... mittlerweile war das Leben für ihn so unbequem geworden, dass er einfach nicht mehr weiter konnte, er musste auf mein Angebot eingehen ...

Große soziale Nachteile

Geduldiges Herangehen

Anbahnen einer positiven Lösung

Er fuhr mit mir also zur Uni ... natürlich schwitzte er und sein Herz pochte bis zum Hals ... aber er hatte sich überwunden ... er ist über seinen eigenen Schatten gesprungen, das ist eine Erfahrung, die jedem Menschen gut tut, meine ich ... er hatte an seiner Lebensführung etwas Wesentliches verändert, das er sich selbst nicht zugetraut hätte ... er war offenbar selber von sich überrascht ... kennen Sie auch das Gefühl, von eigenen Reaktionen überrascht zu werden? ... das sind interessante Gefühle, die sind nicht berechenbar und manchmal lernt man aus diesen Gefühlen mehr als man glaubt ...

Wendung der Geschichte

Direkte Anspielung

Selbstenthüllung (Modelllernen)

Veränderungen wahrzunehmen, die man selber kaum versteht ... ich kenne das auch von mir, und das ist im Leben immer etwas ganz Besonderes ...

Man könnte das auch als Selbstverantwortung bezeichnen ... sich verantwortlich zu fühlen für die Dinge, die in einem vorgehen und einen begleiten ... wenn man nämlich selbstverantwortlich mit den Dingen umgeht, dann weiß man auch, wie wichtig es eben ist, seltsame Geräusche bei seinem Auto nicht zu ignorieren, sondern sie ernst zu nehmen ... Sie kämen ja schließlich auch nicht auf die Idee sich Ohropax in Ihre Ohren zu stecken, um auf diese Weise Ihr Auto zu reparieren, oder? ... nein, da ist es schon besser, sich mit offenen Augen und Ohren in der Welt zu bewegen ...

Ressource (Selbstverantwortung) in die 3. Metapher einfließen lassen

... denn wenn man Selbstverantwortung für sich entwickelt, dann geht man auch mit seinem Körper anders um ... Verletzungen, wie die des Fußes beispielsweise, werden ernst genommen ... da merkt man im Vorfeld, wenn sich eine Entzündung anbahnt ... das ist doch ganz selbstverständlich, habe ich nicht recht? ...

Ressource in 2. Metapher

Wenn ich in einem fremden Land wäre und dort keinen Menschen kennen würde, würde ich versuchen, mich den Gegebenheiten

Ressource in 1. Metapher

dieses Landes anzupassen ... ich würde die Sprache lernen wollen, die Umgangformen und mich für die Geschichte dieses Kulturraumes interessieren ... ich würde all das unternehmen, was man mir erlaubt ... ich würde versuchen, mich in diesem Land zu integrieren ... aber natürlich weiß ich auch, dass das mit Anstrengung verbunden ist, von nichts kommt eben nichts, und wenn man sich selbstverantwortlich bewegen will, so muss man dafür eben auch etwas tun ... ich glaube, dass Sie genau verstehen, was ich Ihnen damit sagen will ... denken Sie mal darüber nach, wenn Sie es als nachdenkenswert empfinden ...

Selbstverantwortung hat ihren Preis

Anregung des Nachdenkens

Abbildung 2: Metapher in der Metapher

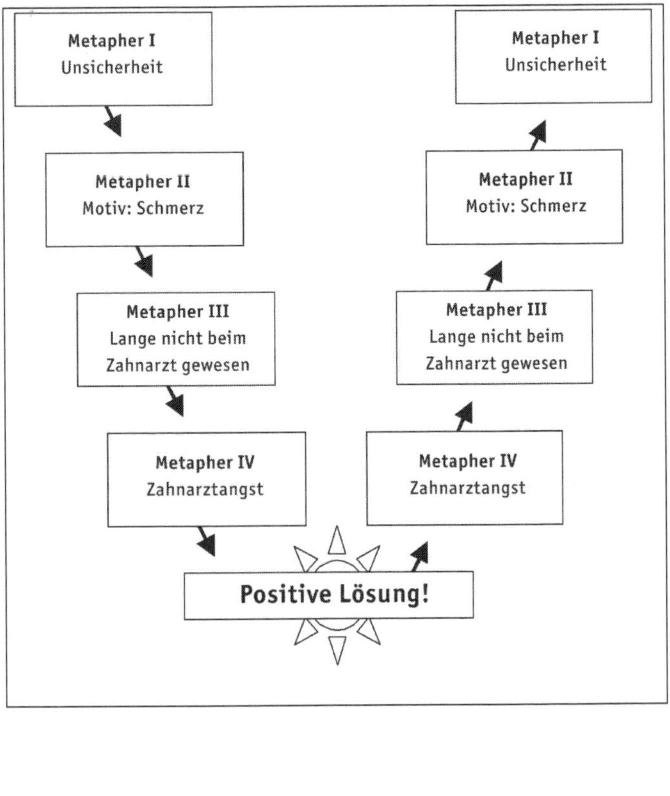

3 Grundbegriffe hypnotischer Sprachbildung

Wer die hypnotische Sprache erlernen will, kann sich an folgenden einfachen Stichpunkten orientieren:

- Gebrauch positiver Worte oder Umschreibungen
- Gebrauch einfacher Bindeworte
- Unspezifische Worte, die einen Verlauf ausdrücken
- Heranziehen bildhafter Vergleiche
- Das BEVA-Modell: ein Instrument, mit dem schnell unterschiedliche Assoziationen positiv ausgedrückt werden können. Wir bezeichnen dieses Modell auch als hypnotischen Sprachgenerator

Natürlich gibt es noch wesentlich mehr Punkte, die man berücksichtigen kann, wenn man einen hypnotischen Text erstellen will, wie zum Beispiel synästhetische Sprachmuster, Gegensatzverknüpfungen, Doppelbindungen, Konfusion, sinnesspezifische Ausdrucksweisen und vieles mehr. Wenn Sie auch diese Feinheiten beherrschen wollen, so lesen Sie in unserem Buch *Tausend Trance Tipps* (Hypnos-Verlag 1998) nach. In diesem Buch sind weitere Sprachbeispiele aufgelistet.

Zur Erstellung einfacher Hypnosetexte reichen jedoch die oben ausgeführten Punkte aus. Grundsätzlich unterscheidet man zwischen der Sprache einer *Metapher* und der eines *hypnotischen Textes*. Die einfache Metapher wird im allgemeinen *nicht* mit hypnotischer Sprache präsentiert, sondern eher mit Alltagsworten. Deshalb kann man eine Metapher auch erzählen, wenn man nicht die hypnotische Sprachbildung beherrscht. Aber: Wenn man es ganz professionell machen will, kann man die Metapher in einen hypnotischen Text einbinden (siehe auch den Unterpunkt → *Trancetexte zum Üben für Erwachsene* in diesem Buch) – und dazu benötigt man eben Kenntnisse über diese Form der Sprachbildung. Dazu später.

Die oben ausgeführten Punkte werden im Folgenden detailliert beschrieben.

Gebrauch positiver Worte oder Umschreibungen

Ob am Anfang der Entstehungsgeschichte des Universum tatsächlich das Wort stand, können wir natürlich nicht beurteilen. Aber wir wissen, dass es eine Magie der Worte gibt. Das richtige Wort zum richtigen Zeitpunkt in der richtigen Situation hat wohl schon manchem Menschen das Leben gerettet – oder auch zerstört – je nachdem. Um dem Leser zu zeigen, wie stark Worte wirken können, ziehen Sie bitte aus dem folgenden Experiment von Pschonik Ihre Schlüsse:

Pschonik wollte untersuchen, wie widersprüchliche Reize auf Menschen wirken. Er befestigte bei seinen Versuchspersonen einen Plethysmographen* am Arm und konnte zeigen, dass es bei der Darbietung von Wärmereizen (43 °C) zu Durchblutungssteigerung kommt – im Gegensatz zu Schmerzreizen (63 °C), die eine Durchblutungsverminderung zur Folge haben. Er koppelte anschließend den Wärmereiz mit einem Lichtsignal und den Schmerzreiz mit einem Klingelsignal. Nach einigen Darbietungen hatte er eine bedingt reflektorische Wirkung erzeugt, das heißt, das Lichtsignal oder das Klingelzeichen reichten alleine aus, um zu einer Durchblutungssteigerung oder -verminderung zu führen. Ein klassisches Konditionierungsexperiment, werden Sie wahrscheinlich sagen. Pschonik ging in seiner Untersuchung noch weiter, er wollte nun wissen, was wohl dann passiert, wenn der Versuchsperson zwei widersprüchliche Reize präsentiert würden – also zum Beispiel der Schmerzreiz gekoppelt mit dem Lichtsignal. In diesem Fall kam es bei den Versuchspersonen zu einer Durchblutungssteigerung, also zu einer Wärmereaktion. Im entgegengesetzten Fall, also bei der Präsentation von Wärmereiz und Klingelsignal kam es zu einer Durchblutungsverminderung – also zu einer Schmerzreaktion. In beiden Fällen passiert offenbar etwas Sonderbares: Nicht der direkte Sinnesreiz setzte sich durch, sondern der konditionierte, künstliche.

** Apparat zu Messung von Umfangsveränderungen an den Extremitäten*

Pschonik ging nun noch einen Schritt weiter. Diesmal kombinierte er den Wärmereiz mit dem gesprochenen Wort »Heiß!«. Was meinen Sie wohl, was nun passierte? Auch hier kam es prompt zu einer Durchblutungsverminderung, so wie bei der Präsentation des Schmerzreizes, obwohl objektiv nichts Schmerzvolles auf den Arm einwirkte. Die konditionierte Reaktion auf das Wort »Heiß!« musste nebenbei bemerkt nicht wie das Klingelsignal erarbeitet werden, sondern es reichte bereits ein einziger Versuch aus, um zu diesem doch überraschenden Ergebnis zu kommen. Das Wort »Heiß!« hatte seine Bedeutung bereits durch die Erfahrungen des Lebens gewonnen. Kommt es also zu einer Diskrepanz zwischen einem *realen Reiz* und einem *Wort*, so ist die Wahrscheinlichkeit erhöht, dass sich das Wort durchsetzt. Unter bestimmten Bedingungen, wie zum Beispiel der eines Trancezustandes, erweist sich das gesprochene Wort gegenüber dem realen Reiz (Einstich einer Spritze!) als stärker. Magie der Worte!

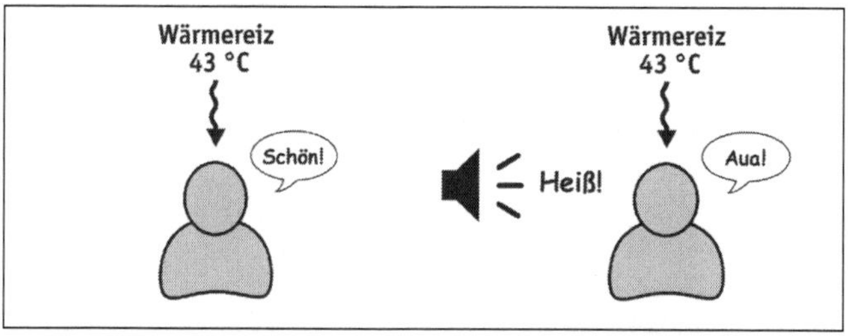

Abbildung 3: Magie der Worte

Wenn Worte also in bestimmten Ausnahmesituationen eine derart starke Wirkung besitzen, liegt es auf der Hand, die Worte sorgfältig zu wählen. Positive Worte oder Umschreibungen haben dann eben auch positive Reaktionen beim Hörer zur Folge (natürlich nicht nur in Trance).

→ *Wählen Sie Ihre Worte sorgfältig aus!*

Wenn Sie nicht ganz genau wissen, ob Ihre Worte eine positive Wirkung beim Hörer hinterlassen, dann tun Sie so, als würden Sie diese Sätze zu sich selbst sprechen. Überprüfen Sie dann, wie Sie sich selber fühlen, und verändern Sie, wenn nötig, Ihre Wortwahl. Achten Sie gleichzeitig immer bei Ihren Patienten darauf, mit welchen körperlichen Reaktionen sie antworten. Sie werden spüren, ob Ihr Patient für das von Ihnen Vermittelte offen ist oder nicht. Wenn Sie sich nicht bei dem, was Sie sagen, wohlfühlen, holen Sie sich bei Ihrem Patienten ein Feedback.

Gebrauch von Bindeworten

Nachdem Sie nun wissen, dass positive Worte oder Umschreibungen im Allgemeinen für einen hypnotischen Prozess förderlich sind, drängt sich die Frage auf, auf welche Weise man nun diese

Worte verbindet. Hierzu benutzt man Bindeworte wie diese:
während, bevor, oder, und, wann immer, sei es, ob, weil ...

Wenn Ihr Patient bereits in einem entspannten Zustand ist, dann können Sie es sich erlauben, nicht mehr logische Verbindungen zu präsentieren, sondern auch unlogische. Die Kritikfähigkeit Ihres Patienten ist dann vermutlich derart herabgesetzt, dass er widerstandslos Ihre Worte annimmt. Wie man Bindeworte benutzen kann und vom Logischen zum Unlogischen kommt, zeigt folgender kleiner Beispieltext:

Logische Verbindung

»... und während Sie es sich erlauben ... sich auf Ihre Weise entspannen zu dürfen, wann immer Sie fühlen, dass es der richtige

Logischer Gedanke

Zeitpunkt ist ... können Sie damit beginnen, sich unvoreingenommen den Gestaltungskräften Ihres Inneren zu überantworten ...

Unlogischer Zusammenhang

denn wenn Sie fühlen, dass Ihr Unbewusstes die Hoheitsrechte der Gestaltungskräfte des Inneren übertragen bekommt, werden Sie noch tiefer und tiefer in die Gedankenwelt Ihrer selbst sinken

Unlogisch

dürfen ... so, als wären Ihre Gedanken vollkommen gelöst, weil Ihr Unbewusstes damit beginnt, sei es auf bekannte, sei es auf unbekannte Weise ... die Entfaltung der inneren Erlebnisströme in eigener Regie zu übernehmen ...«

Wenn der Patient ohne Zeichen von Widerspruch unlogische Zusammenhänge annimmt, dann können Sie getrost weitere unlogische Zusammenhänge präsentieren, ohne Gefahr zu laufen, dass Ihr Patient diesen Mechanismus durchschaut. Ihr Ziel ist es ja, den Patienten in einen guten, behandlungsfähigen Zustand zu führen, so dass Ihre Arbeit erleichtert wird.

Unspezifische Worte, die einen Verlauf ausdrücken

Manche Worte in unserer Sprache deuten eine Bewegung an, ohne dass das Ziel direkt erkennbar sein muss. Für den Hörer entfalten diese Worte eine bestimmte mentale Dynamik, die ja erwünscht ist, um beispielsweise den ängstlichen Patienten zu anderen Empfindungen zu bewegen. Angst ist ein Gefühl, das viel mit Bewegungslosigkeit, Erstarrung zu tun hat (»starr vor Angst«). Wenn es gelingt, in diese erstarrten Empfindungen Dynamik hineinfließen zu lassen, dann wird sich das Gefühl der Erstarrung verändern, vermutlich abschwächen. Unspezifische Worte, die einen Verlauf ausdrücken, sind beispielsweise folgende:
Veränderung, Änderung, Wandel, Verlauf, Prozess, Unterschiede,

Variationen, Bewegungen, Schwingungen, Frequenzen, Rhythmik, Entfaltung, Übergänge, Pulsieren, Pochen, Vibrieren, Rhythmus, Schwankungen ...

Wie man einfach mit Bindeworten diese Worte zu einem kleinen, unspezifischen Hypnosetext verweben kann, können Sie im folgenden Beispiel sehen:

»... und während Sie damit beginnen, sich den Bewegungen innerhalb der Rhythmik Ihrer Gedanken und den gespürten Übergängen der Verläufe Ihres Inneren anzuvertrauen, weil sich den Entfaltungen in der Tiefe des Selbst ein Wandel im Gespür der eigenen Gewahrsamkeit andeuten mag ... um den Veränderungen im Pulsieren des Eigenen den Raum zu überlassen, der dem Wandel innerhalb der Entfaltungen entgegenkommen kann ... um die Übergänge fühlbar werden zu lassen, die dem Rhythmus im Verlauf der dahinrinnenden Zeit wie im Traum entsprechen kann ...

Unlogisch

Phrasenhaft

Konfus

Heranziehen bildhafter Vergleiche

Einen bildhaften Vergleich könnte man als eine Art kleine Metapher bezeichnen. Das Problem, unter dem der Patient leidet, wird mit einem bildhaften Vergleich zurückgespiegelt. Die Sprache der Hypnose ist in weiten Bereichen eine Sprache der Bilder. Je bildhafter eine Suggestion präsentiert wird, desto wirkungsvoller ist sie. Wenn man bildhafte Vergleiche hypnotisch heranzieht, dann sollte man dem Patienten auch Möglichkeiten nahe legen, auf welche Weise sein Problem zu reduzieren ist. Nehmen wir ein Beispiel: Der ängstliche Patient auf dem Zahnarztstuhl fragt den Zahnarzt, ob die weitere Behandlung weh tun wird.

> Der Zahnarzt: »Das kann ich Ihnen auch nicht genau sagen, aber den Pelz zu waschen, ohne dass man nass wird, das geht nicht, oder? ... Jedenfalls sind Sie bei mir in besten Händen und ich werde mich bemühen, Ihnen die Behandlung so angenehm wie möglich zu machen ... Sie sozusagen zu waschen, ohne dass Sie klatschnass werden müssen, einverstanden?«

Das BEVA-Modell, ein hypnotischer Sprachgenerator

Wenn Sie Metaphern benutzen, um dem Patienten bei seinen Problemen zu helfen, haben Sie grundsätzlich zwei Möglichkeiten:

1. Präsentation der Metapher im Wachzustand, sozusagen nebenbei
2. Präsentation der Metapher in Trance

Wenn Sie die Metapher im Wachzustand, einfach so nebenbei, erzählen, benötigen Sie natürlich keine hypnotischen Sprachkenntnisse. Wenn Sie allerdings die Metapher in eine Trance einbinden wollen, sieht es anders aus. Hierbei wird der Patient zuerst in Trance geführt, um ihm dann, also in einem veränderten Bewusstseinszustand, die Metapher zu präsentieren. Am Ende des Buches haben wir ausführliche Hypnosetexte für Sie zusammengestellt, die Sie benutzen können, um Ihre Metapher an der richtigen Stelle einzubinden. Sie können natürlich auch Ihren eigenen Hypnosetext entwerfen, sich eine Metapher für das Problem Ihres Patienten ausdenken und sie dann in Ihren Text einbinden. Wenn Sie das tun wollen, so sehen Sie sich folgendes Beispiel an:

Stellen Sie sich vor, Sie haben einen Patienten auf Ihrem Zahnarztstuhl, der eine Behandlung unter Hypnose wünscht. Sie unterhalten sich kurz mit diesem Patienten und stellen fest, dass dieser Mensch die Berge über alles liebt, in den Bergen Ferien macht oder dort gerne wandert. Der Patient besitzt keine besonderen Auffälligkeiten und macht einen aufgeschlossenen Eindruck. Sie bitten ihn, dass er die Augen schließt, und laden ihn ein, sich immer mehr und mehr entspannen zu dürfen. Das tut er bereitwillig. Nun liegt es an Ihnen mit den zugegebenermaßen spärlichen Informationen das Beste daraus zu machen, um die Entspannung des Patienten in eine hypnotische Trance zu verwandeln. Hierzu hilft Ihnen der hypnotische Sprachgenerator BEVA.

Der Begriff BEVA-Modell steht für folgende Abkürzungen:

B = Begriffsassoziationen
E = Eigenschaften
V = Verben
A = Abstraktionen

Betrachten Sie dazu bitte folgende Abbildung:

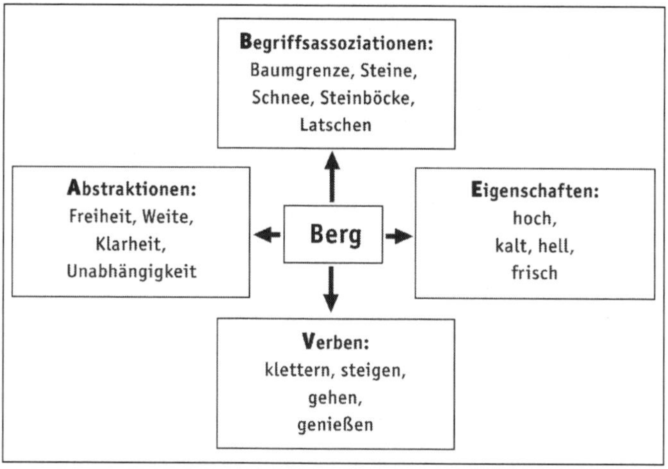

Abbildung 4: BEVA-Sprachgenerator

In der Mitte steht das Wort *Berg*. Ein Begriff, bei dem dem Patienten die Augen funkeln, wenn er ihn hört. Diesen Begriff gilt es assoziativ so zu erweitern, dass Sie mit diesen erweiterten Assoziationen einen hypnotischen Text entwerfen können. Sie wissen ja bereits, dass es hier weniger um Logik geht, sondern eher um die Vermittlung von Stimmungen. Also fassen Sie Mut und trauen sich auch einmal unlogische Worte und Fantasien einfach ins Blaue hineinzusprechen.

Wir haben für Sie aus dem Assoziationsnetz Berg einen kleinen hypnotischen Auszugstext zusammengestellt:

Der Patient liegt entspannt, mit geschlossenen Augen, auf dem Zahnarztstuhl. (BEVA-Worte sind hervorgehoben)

»... und wie wäre es wohl, wenn Sie damit beginnen, Ihre Gedanken in die **Berge** gehen zu lassen ... die **Freiheit** zu spüren, die **Baumgrenzen** zu sehen und sich darauf vorzubereiten, eine **Berg**wanderung zu machen ... Sie gehen auf knirschenden **Steinen** ... **Schnee**reste in den schattigen Winkeln gewaltiger Felsformationen hoch oben in den Weiten der **Berg**kämme ... **Latschen**geruch, **frisch** und würzig ... und Sie gehen einfach weiter, je höher Sie **steigen**, desto tiefer dürfen Sie in Ihre Gedankenwelt sinken ... **steigen** ... genießen ... **helle** Gedanken in der **Klarheit** der **frischen Weite** ... jenseits der **Baumgrenzen** ... **klettern** und **genießen** oder auch etwas vollkommen anderes tun ...«

Wenn Sie mit diesem Modell experimentieren wollen, um eigene Hypnosetexte zu entwerfen, dann finden Sie für die beiden Zentralbegriffe Meer und Fußball je vier Worte für Begriffsassoziationen, Eigenschaften, Verben und Abstraktionen und tragen Sie diese Begriffe in die leeren Felder ein. Anschließend können Sie aus Ihren gefundenen Worten mit Ihrem bisherigen Wissen einen kurzen Hypnosetext zusammenstellen – das ist leichter als Sie denken.

Übung: assoziatives Anreichern des Wortes Meer

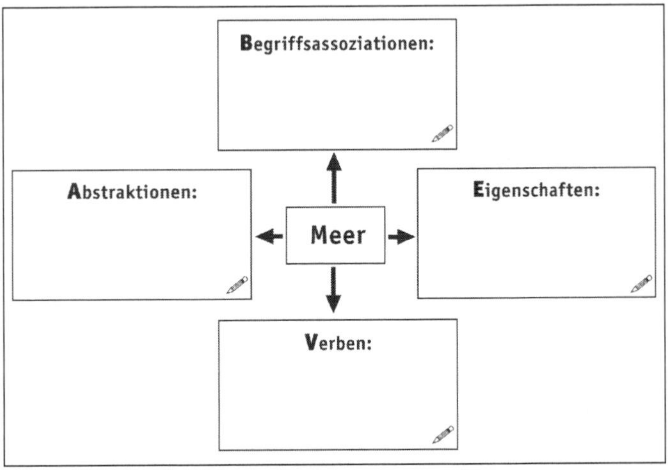

Übung: assoziatives Anreichern des Wortes Fußball

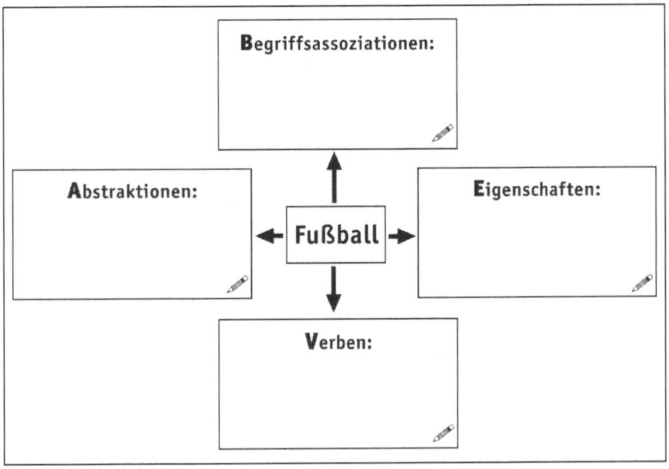

4 Metaphern und Stellvertretergeschichten nach Problembereichen geordnet

Zahnarztangst bei Kindern

JIM KNOPF UND LUKAS DER LOKOMOTIVFÜHRER

... das mit der Angst, sage ich dir, ist schon eine komische Sache ... jeder Mensch hat irgendwann in seinem Leben einmal große Angst, so wie du jetzt hier auf dem Zahnarztstuhl große Angst hast ... ich kann das wirklich gut verstehen ... aber viel wichtiger als die Angst ist doch eigentlich, wie man ihr begegnet und da gibt es, sage ich dir, himmelweite Unterschiede ... manche Menschen lassen sich von der Angst einfach überrennen, sie werden dann ganz starr und steif am ganzen Körper und können keinen klaren Gedanken mehr fassen ... vielleicht mag es dir jetzt so gehen, aber ich werde dir gleich etwas erzählen, wie andere Menschen mit Gefühlen dieser Art umgehen, so dass du, wenn das o.k. ist, etwas lernen kannst ... ich weiß nicht genau, ob du die Geschichte von Jim Knopf und Lukas dem Lokomotivführer kennst, die meisten Kinder kennen diese Geschichte und sie ist wirklich richtig schön spannend ... Jim Knopf und Lukas der Lokomotivführer erleben auf ihrer Reise rund um die Welt märchenhafte Abenteuer ... eines Tages mussten sie mit ihrer Lokomotive Emma einmal durch die Wüste fahren ... dort war es ungemein heiß und trocken ... plötzlich fiel ihnen auf, dass die Geier, die ihnen schon länger hoch oben in den Lüften gefolgt waren, zurückflogen, so, als würde irgendetwas Besonderes, Bedrohliches geschehen ... und tatsächlich, es war keine Luftspiegelung, am Horizont stand plötzlich ein ungeheuer großer Riese, der war so groß, dass er wie ein himmelhohes Gebirge aussah ... du glaubst gar nicht, was für große Angst der kleine Jim Knopf hatte ... der Riese hatte auch noch einen großen, weißen Bart und einen Strohhut auf dem Kopf ... Jim Knopf dachte, dass sein letztes Stündlein geschlagen habe, er wollte einfach nur so schnell wie möglich weg ... doch Lukas sagte, dass er diesen Riesen eigentlich gar nicht so bedrohlich fand ... er ging, du wirst es kaum glauben, dem Riesen sogar entgegen ... ich weiß wirklich nicht genau, ob ich das auch gemacht hätte ... Jim dachte schon, Lukas hätte einen Sonnenstich – doch das stimmte nicht ... Lukas meinte, dass, wenn man Angst hat, meistens alles viel schlimmer aussieht, als es in

Pacen der Angst

Differenzierung im Umgang mit Angst

Metapher Jim Knopf und ...

Bedrohung

Form einer Angstbewältigung, Anbieten einer Ressource

Veränderung

Wirklichkeit ist ... es war merkwürdig, aber als sie sich dem Riesen näherten, schien er immer kleiner zu werden ... als sie noch 100 Meter von ihm entfernt waren, war er so groß wie ein Kirchturm ... nach weiteren fünfzig Metern hatte er nur noch die Größe eines Hauses und als er dann bei ihnen stand, war es sogar einen halben Kopf kleiner als Lukas der Lokomotivführer ... der Riese, oder man müsste ihn ja jetzt Scheinriese nennen, hatte auch einen Namen ... er hieß Tur Tur ... Tur mit Vorname und Tur mit Nachnamen ... Jim

Lernvorgang

Knopf dachte noch lange über dieses seltsame Erlebnis nach ... er nahm sich vor, nie wieder vor irgendetwas oder irgendjemand Angst zu haben, bevor er es oder ihn aus der Nähe betrachtet hatte ... ein kluger Vorsatz ... manchmal kann man sich nämlich ganz schön täuschen, wenn man zu schnell vor etwas davonläuft, oder? Ich glaube schon, dass da Jim Knopf recht hatte, wenn ich mir das in aller Ruhe einmal überlege ...

DAS FERNGLAS

... und ich kann gut verstehen, wie es dir hier auf dem Zahnarzt-

Pacing

stuhl zu Mute ist ... keiner liegt wirklich gerne auf diesem Stuhl und jeder ist froh, wenn er ihn wieder verlassen kann ... aber fast alle wissen auch, dass es eben notwendig ist, sich von Zeit zu Zeit auf diesen Stuhl legen zu müssen ... frage einmal deine Freunde

Direktes Ansprechen der Angst

und dann weißt du, wovon ich spreche ... Angst ist ein komisches Gefühl, manchmal schwitzt man dabei, manchmal ist aber auch die Haut knochentrocken ... manchmal hat man feuchte Hände, aber es kann auch sein, dass die Hände ganz kalt sind, muss aber nicht sein ... solche Gefühle kennt jeder ... ich weiß nicht genau, wie es sich bei dir anfühlt, aber ich denke, dass du einen großen Unterschied spürst zwischen den Gefühlen hier auf dem Zahnarztstuhl und dann, wenn du diesen Stuhl wieder verlässt und nach draußen gehst und dich wieder ganz normal bewegen

Stellvertretergeschichte – Relativierung der Angst

wirst ... vor kurzen hatte ich hier auf dem Zahnarztstuhl einen richtigen Angsthasen sitzen ... das heißt, ein Hase war er nicht gerade, sonst wäre er ja weggehoppelt ... eher war er ein Hasenfuß – er hatte sogar Angst vor Spinnen ... immer dann, wenn eine Spinne in seinem Zimmer war, fürchtete er sich, obwohl er wusste, dass es hierzulande gar keine giftigen Spinnen gibt ... ich verstehe das auch nicht so recht ... jedenfalls hatte er ein wirklich gute Idee ...

Ressource Fernglas

er legte auf seinen Nachttisch ein Fernglas ... und immer dann, wenn er eine Spinne im Zimmer sah, nahm er sein Fernglas und schaute verkehrt herum durch ... du weißt schon, er schaute mit seinen Augen durch die größeren Öffnungen des Fernglases ... das hatte zur Folge, dass die Spinne in der Ecke ganz klein wurde ... er behauptete doch felsenfest, dass das, was er mit dem Fernglas machte, nutzte ... ich machte dem kleinen Hasenfuß den Vorschlag, dass er doch einmal hier, auf dem Zahnarztstuhl sich vorstellen sollte, dass er seine Angst, die er ja hatte, wie die Spinne in der Ecke mit einem Fernglas beobachten sollte ... natürlich hatte er kein wirkliches Fernglas, aber mit der Vorstellung kann man ja, Gott sei Dank, alles machen, oder? ... er konnte sich das ganz leicht vorstellen und schaute mit seinen großen Augen hier, in die Ecke des Raumes ... dann sagte ich ihm, dass er sich einmal vorstellen sollte wie es wohl wäre, wenn er einmal so, wie er das ja schon mit den Spinnen machte, seine eigene Angst kleiner sehen würde ... so wie eben auch die Spinne kaum mehr sichtbar ist, wenn man sie verkehrt herum mit einem Fernglas anschaut ... das war ganz leicht für den kleinen Hasenfuß ... er konnte, und das ist wirklich komisch, seine Angst so klein werden lassen, dass er sie kaum noch sehen konnte ... ich bat ihn, mir die veränderte Angst genau zu beschreiben, aber er tat sich mit dieser Aufforderung sehr schwer ... er war so mit seinem Fernglas beschäftigt, dass er gar nicht merkte, dass die Behandlung bereits beendet war ... und wenn du auch damit Versuche anstellen willst, halte dein Fernglas bitte ganz ruhig, so dass du wirklich all das sehen kannst, was deine Augen erkennen ... denn du musst schon genau hinschauen, denn es kann dir passieren, dass plötzlich alles so klein wird, dass du Schwierigkeiten damit bekommst, die wirklich wichtigen Dinge erkennen zu können ... probier es einmal aus, wenn du Lust dazu hast ...

Ausweg und Ablenkung

Verkleinerung der Angst

Anregung zum Selbstversuch

WARUM ICH ZAHNÄRZTIN GEWORDEN BIN

... ach, du hast Angst vorm Zahnarzt, das kann ich gut verstehen. Als ich ein kleines Kind war, hatte ich auch immer furchtbare Angst vorm Zahnarzt. Ich kann mich erinnern – ich hab' mich auch vor genau den gleichen Dingen gefürchtet wie du. Denn der hat immer gebohrt und gerissen und all diese schrecklichen Dinge gemacht. Da hatte ich schon immer Angst bevor ich immer noch hingekommen bin zu ihm. Da hab' ich mir gedacht – was kann ich machen, dass diese Angst weggeht? Dann ist mir eines Tages die Idee gekommen – ich kann Zahnärztin werden. Dann bin ich Zahnärztin geworden und mach' jetzt alles anders. Bei uns werden nicht einmal mehr diese Wörter verwendet, vor denen du dich so fürchtest. Wir putzen den Zahn, und das mach' auch gar nicht ich, das macht unsere Rosi. Die Rosi macht das ganz vorsichtig, die holt die Kariesteufel raus. Die hat zwei Freunde, das sind der Schlürfi und der Pusti, die sind ein ganz tolles Team. Die reinigen die Zähne der Kinder, so dass es nur noch kitzelt oder vielleicht ein bisschen rumpelt. Die Zähne, wenn mal einer raus muss, werden bei uns ausgestreichelt, rausgeschubst, manchmal rausgelacht – das kommt ganz auf die Situation an. Jetzt wirst du dich wahrscheinlich fragen, ja wie mach' ich das jetzt, wenn ich heute, wo ich schon Zahnärztin bin, zum Zahnarzt gehen muss. Das kann ich dir genau sagen: dann geh' ich zu mir selber. Da nehme' ich mir einen Spiegel, dann nehm' ich die Rosi und lass die Rosi meinen Zahn putzen, und dann arbeitet sie mit dem Schlürfi in meinem Mund, und dann muss ich da immer mit mir selber reden, denn dann bin ich ja der Patient und der Zahnarzt. Das macht mir eigentlich fast Spaß. Das ist ein ganz tolles Gefühl, ich zeig dir mal, wie das geht ...

KARIESTEUFEL

... du sitzt jetzt bei mir am Stuhl und ich soll deinen Zahn sauber machen. Vor einer Stunde war die Jacqueline bei mir, die hat auch so einen schmutzigen Zahn gehabt und bei der war der Kariesteufel in dem Zahn. Ich hab' mir das angeschaut durch das Loch, da war in dem hintersten Winkel der Kariesteufel versteckt ... dieser böse Kerl hat tatsächlich mit einem Hammer versucht, den Zahn von innen kaputtzumachen – die Jacqueline hat gesagt, sie hat das auch manchmal gespürt ... dann bin ich mit dem Zahnputzer hergegangen und hab' versucht den Kariesteufel da herauszukriegen. Zuerst hat er sich noch ein bisschen gewehrt, hat sich noch tiefer in den Zahn versteckt und dann mit einem Mal hab' ich gemerkt – jetzt hab' ich ihn erwischt und in dem Moment wo ich ihn erwischt hab', hat er versucht noch die Jacqueline zu zwicken, sich noch festzuhalten, aber ich hab' ihn eigentlich sofort draußen gehabt und dann war der Zahn schön sauber – ich hab' ihn wieder zugemacht und die Jacqueline ist ganz stolz nach Haus gegangen ... kennst du das auch, stolz zu sein? ...

STERNTALER

... du kennst doch sicher die Geschichte vom Sterntaler. Weißt du noch wie es dem Sterntaler gegangen ist? Wie es da ganz allein stand, es dunkel war und eigentlich hat es ein bisschen Angst gehabt. Aber dann hat es das Hemdchen aufgehalten, die Augen zugemacht, weißt du was da noch passiert ist? Da sind die Sterne vom Himmel gefallen. Erst ganz wenige, dann immer mehr, immer größere, und auf einmal hatte Sterntaler keine Angst mehr und es konnte sich gar nicht satt sehen, an den vielen Sternen. Es hat geglänzt und gefunkelt rundherum – es hatte keine Angst mehr – alles war gut ... und du, machst jetzt am besten die Augen zu, setzt dich ganz ruhig hin und suchst dir den schönsten Stern aus, den du dir jetzt vorstellen kannst ... und wenn du ihn gefunden hast, dann sagst du's. Und dann müssen wir in deinem Zahn noch ein bisschen Platz schaffen für deinen Stern. Wie könnten wir das jetzt machen? Damit die Sterne schön funkeln und glänzen nehmen wir am besten ein bisschen Wasser, Edelsteine und Diamanten und machen im Zahn Platz. Das ist ein schöner Stern den du ausgesucht hast – wenn der Platz groß genug ist für den Stern – egal wie groß er ist, dann tun wir den Stern hinein und du gehst wieder nach Hause ... wollen wir das machen? ...

GESPENSTER IM WALD

... ich war früher häufig als Ferienhelfer in einem Ferienlager tätig. Der Clou dort war die Nachtwanderung, die wir mit den Kindern machten. Die Kinder wurden vorbereitet, indem wir von dem hauseigenen Gespenst relativ viel erzählten. Das Gespenst hieß, und heißt auch heute noch so, Antihuber. Warum es Antihuber heißt, weiß ich nicht. Die Kinder aßen also zu Abend und lagen schon im Bett ... wurden dann um zehn Uhr geweckt, es folgte das Anziehen, Taschenlampen blieben zuhause, und wir machten eine Nachtwanderung: Wir gehen in den Wald hinein, es ist dunkel, kein Stern am Himmel, man sieht dort wo die Wiesen sind die Nebel aufsteigen, die mutigen Jungs werden immer stiller, die Mädchen rücken immer näher an einen heran, man hat gar nicht so viele Hände, um die anzufassen, die einem angeboten werden und die Kinder sind alle sehr gespannt darauf und haben teilweise Angst davor, dass Antihuber kommt. Den hatten wir ja vorbereitet. Nach ca. 20 Minuten Stolpern im Walde war in der Ferne wirklich ein Licht. Wir kamen diesem Licht näher und siehe da, es war wirklich Antihuber, der durch die Gegend sprang. Fürchterliches Kreischen, fürchterliche Angst, bis die Mutigsten, die Zehn- bis Vierzehnjährigen, sich doch an den Antihuber herantrauten. Nachdem das Laken und der beleuchtete Kürbis weg waren, stellte sich dieser als einer der Ferienhelfer heraus. Der ist vielleicht gerannt ...

DIE GESPENSTERSCHULE

... stell Dir vor, da war neulich ein kleines Mädchen bei mir, das kleine Mädchen kam ganz aufgeregt daher und sagte, ich muss Dir unbedingt was erzählen, ich hatte nämlich einen wunderschönen Traum. Da war ich schon ganz arg gespannt, was das kleine Mädchen wohl über Ihren Traum erzählen würde. Sie träumte von einem kleinen Gespensterkind, das lernen sollte, den Menschenkindern das Gruseln beizubringen ... und das kleine Gespensterkind musste täglich in die Gespensterschule gehen, wo sie lernten, wie man mit Türen quietscht, das Knarren der Dielen und all diese Dinge, die bei den Menschenkindern das Gruseln bewirken sollten.

Aber irgendwie dachte sich das kleine Gespensterkind, ach je, wenn es mir doch nur einmal so gehen könnte wie den Menschenkindern, dass ich mich nur einmal auch so richtig gruseln könnte, ich glaube dann könnte ich das auch viel, viel besser bei den Menschenkindern.

Das war also der geheime Wunsch von dem kleinen Gespensterkind ... und es ging tagtäglich in die Gespensterschule, bügelte gelangweilt sein Gespensterhemdchen und dieser Wunsch, der bestand eben Tag für Tag ... bis eines Tages das Gespensterkindchen im Bett lag und ganz fürchterliche Geräusche wahrnahm, da war dieses Pochen, dieses Trommeln, es war überall ... das Gespensterkind verkroch sich mehr und mehr unter der Decke. Es war ganz aufgeregt, es konnte seinen Herzschlag hören, es hörte dieses Kratzen, dieses Pochen, dieses Trommeln und es wünschte, es möge ganz, ganz schnell wieder vorbeigehen. Es schien als würde das Haus einstürzen. Und so harrte es unter der Decke aus, bis die Geräusche wieder verstummten. Ganz allmählich traute sich dann das Gespensterkind wieder hervor, lief zu seiner Gespenstermama, und diese nahm es an die Hand. Das Gespensterkind sagte: »Mama, ich habe mich ganz schrecklich gegruselt, ich bin so aufgeregt«, da sagte die Mama: »Komm wir gehen einmal zur Tür und schauen hinaus.« Die Tür wurde geöffnet und das Gespensterkind sah auf die Wiese, die noch mit Wassertropfen bedeckt war. Die Gespenstermama sagte: »Siehst du, es hat in der Nacht geregnet und weil es so kalt war, sind die Wassertropfen gefroren und haben an die Scheibe getrommelt, und du hattest gar keinen Grund, dich zu fürchten und dich zu gruseln.«

Da war das Gespensterkind mächtig erleichtert. Das Gespensterkind atmete tief durch und dachte sich, ach jetzt ist mein Wunsch in Erfüllung gegangen, ich weiß jetzt wie das so ist, wenn die Menschenkinder sich gruseln, aber eigentlich ist es ja viel schöner, wenn ich nicht so eine Angst haben muss ...

HUBSCHRAUBERSAFARI

... vielleicht träumst auch du ... genau wie viele andere meiner kleinen Patienten ... schon lange von einem Flug mit dem Flugzeug hinein in ferne Welten ... mit den vielen bunten, neuen Eindrücken und Gerüchen ... mit dem Flieger kann man jedes Land seiner Wünsche erreichen... man kann in den sonnigen, warmen Süden fliegen ...oder aber auch in den kühlen, nassen und vielleicht auch etwas dunkleren Norden. Und so ein Flug braucht meist auch etwas Zeit ... Stell dir einmal vor, das hier (die Turbine) ist ein Flugzeug und fliegt mit dir in das Land deiner Träume ... Kannst du dir das vorstellen? Oder noch besser ... wir fliegen einfach gemeinsam mit einem Hubschrauber ... das ist der mit dem großen Propeller ... den kennst du doch auch ... da kann man jederzeit rauf fliegen und wieder runter zur Landung, also rauf und runter, so wie man möchte ... und das kann einen schon ganz schön kribbelig im Bauch machen. Das ist manchmal wie Karussell fahren ... und wenn's mal ein bisschen unangenehm wird, dann sage ich dem Pilot, er soll ein bisschen langsamer fliegen, der war so übermütig, und der fliegt wieder vorsichtiger ...

KLEINE FISCHE

... ich kann mir vorstellen, dass du schon so einige Geschichten über Zähneziehen oder -bohren gehört hast ... das meiste von dem, und das sage ich dir ganz ernst, ist einfach nicht wahr ... ich muss es schließlich wissen, denn ich habe schon viele Kinder behandelt ... die Spritze, die ich dir gleich, natürlich mit deiner Hilfe, geben werde, ist so klein, dass man sie mit einem kleinen Fisch im Meer vergleichen kann ... wenn zum Beispiel ein Fischer sein Netz ausgeworfen hat und es dann nach einiger Zeit wieder in sein Boot zieht, dann werden in diesem Moment die Maschen des Netzes ganz weit ... so weit, dass die kleinen Fische da wieder durchschwimmen können ... und nur die größeren bleiben im Netz hängen ... und so kannst du dir das vorstellen, dass deine Haut um deinen Zahn wie ein großes Netz ist, an dem gezogen wird, so dass sich die Maschen erweitern ... und die kleinen Fische wieder in die Freiheit schwimmen können ... so, als wärest du selber ein kleiner Fisch, der sein Schlupfloch in die Freiheit findet ...

ONKEL INDIANER

... ich erzähle dir von einem kleinen Jungen, dieser kleine Junge hatte Angst vor seinen Freunden und er hatte Angst vor der Schule und er hatte Angst vor seiner Umgebung und er hatte Angst vor seinem Schicksal ... und weil er mit dieser Angst nicht mehr umgehen konnte, hat er seinen Onkel angerufen, und dieser Onkel war ein alter Indianer, und Indianer kennen keinen Schmerz und haben keine Angst, das wissen wir alle, und da hat er sich erhofft, dass er von diesem Onkel einen Rat bekommt. Und der Onkel hat gesagt: »Weißt du was, ich schicke dir ein Pulver und dieses Pulver säst du auf dein Fensterbrett und daraus wird ein kleiner Indianer erwachsen. Der hat aber ein Handikap – er darf nie kalt werden, du musst immer darauf aufpassen, dass dieser Indianer nicht kalt wird.« Und der kleine Junge nannte den kleinen Indianer Iwiugo und der kleine Iwiugo, der war immer bei ihm, egal was er auch machte, da war dieser Indianer in seinem Herzen und er half ihm, einfach in seinem Leben mit allen Dingen besser zurechtzukommen. Und er hatte auf einmal keine Angst mehr.
So verging der Sommer – im Winter plötzlich stellte der kleine Junge fest, dass es kalt ist und der Iwiugo auf dem Fensterbrett war verschwunden. Und da kriegt er plötzlich wieder Angst und ruft seinen Onkel an und sagte: »Iwiugo ist weg, ich weiß gar nicht was ich machen soll.« Und da fragte der Onkel ob er noch seinen Iwiugo brauche. Lange dachte der Junge nach, was meinst du, was er seinem Onkel sagte? ...

Zahnextraktion bei Kindern

REHE IM WALD

Stell dir einmal vor, du stehst an einem kleinen Bach. An der anderen Seite kannst du Rehe sehen, die Kastanien fressen ... es ist möglich, dass du viel Rehe siehst, die sich an den Kastanien laben. Manche der Kastanien haben noch einen Teil der grünen Schale um sich, die kitzelt im Maul der Rehe ... und manches der Rehe spuckt die Schale wieder aus, nachdem die Kastanie gefressen wurde .... Du kennst bestimmt das Gefühl, wenn du eine grüne Kastanienschale in der Hand hältst. Das ist ein bisschen komisch, es reibt an der Handinnenfläche und manchmal kann man sogar Druckstellen, kleine rote Punkte, erkennen ... die Rehe scheinen alle zahm

Anspielung auf Spritze

zu sein und lassen sich leicht streicheln, wenn man sich ihnen ruhigen Schrittes nähert ... Wie wäre es wohl, wenn du über den Bach gehen würdest, um dich in aller Ruhe den Rehen zu nähern, um sie im richtigen Augenblick zu streicheln? ... Ich glaube, dass du allerdings gut aufpassen musst, wenn du die Brücke überquerst, sie macht einen morschen Eindruck und sollte unbedingt ausgebessert werden, bevor einer noch nasse Füße bekommt ... und das ist, vor allem im Herbst, sehr unangenehm ... aber wer hätte schon gedacht, dass gerade in diesem Moment der Förster mit einem großen, nagelneuen Holzbrett kommt, um die Brücke auszubessern? Da der Förster alleine ist, bittet er dich ihm zu helfen, um die Arbeit schneller und gründlicher erledigen zu können ... du nimmst das andere Ende des Brettes und schwups ist die Brücke ausgebessert ... Gott sein Dank, der Förster hat auch noch ein paar Nägel dabei und hämmert das Holz so richtig fest, dass es sogar ganz dicke Menschen problemlos tragen kann ... Er bittet dich noch einmal um einen Gefallen, das Holz richtig fest zu halten, so dass er mit einem großen Hammer die Nägel auch richtig treffen kann. ... Die Rehe auf der anderen Seite schauen neugierig zu, offenbar wurden sie durch die Bewegungen und die Geräusche der Bauarbeiten aufmerksam gemacht ... manchmal muss man eben erst bestimmte Arbeiten verrichten, um sicher auf die andere Seite des Baches zu kommen, das heißt mit trockenen Füßen ...Und wenn du alleine arbeitest und dich einer um Hilfe bittet, dann ist es doch wohl selbstverständlich, dass man hilft, oder? ... keine Frage, das ist einfach selbstverständlich ...

Förderung von Interesse an einer Aktivität

Hindernis, nur in Kooperation mit einem Fachmann (ZA) behebbar

Erklärung zur Notwendigkeit der Behandlung

Wie fühlt sich das wohl an, über eine Brücke zu gehen, an der du mitgearbeitet hast – hin zu den Rehen, sie zu streicheln, ihre Wärme zu spüren und die großen, treuherzigen Augen anzusehen, während ihr Maul immer noch mit den Kastanien beschäftigt ist ... und sie fressen und fressen ... Ja, Rehe sind schon ganz besondere Tiere ... und wenn du willst, dann suche ein paar schöne Kastanien und füttere die Rehe damit, pass aber auf, dass dir die Rehe beim Füttern nicht allzu sehr an deinen Händen lecken, sonst musst du noch lachen ... denn das kitzelt manchmal so dolle, dass du mit dem Lachen gar nicht mehr aufhören kannst ... du kennst doch bestimmt das Gefühl, wenn eine große Zunge von einem kleine Reh an deiner Hand leckt, oder? ... das ist wirklich sehr lustig ...

Ausrichtung auf positives Behandlungsergebnis

DIE RÜBE

... das mit deinen Zähnen erinnert mich an die Geschichte mit der Rübe ...da war eine große Rübe, die ist gehegt und gepflegt worden, aber leider hat sich dort ein kleiner Nager drin niedergelassen. Die Rübe musste dann mit raus, und die ganze Familie hat sich angestrengt, die Rübe da irgendwie rauszubekommen. Zuerst haben die Eltern dran gezogen, dann wurden der Großvater und die Großmutter dazu gerufen und leider ging die Rübe immer noch nicht raus. Die Kinder haben sich drangehängt, sie ging immer noch nicht raus. Hund und Katze kamen hinzu, zum Schluss, wo der letzte Ruck getan werden musste, kam die kleine Maus und das war das i-Tüpfelchen und die Rübe war damit raus, und der kleine Zahn auch ...

DER BETRUNKENE ZAHN

... du hast doch bestimmt schon einmal einen Betrunkenen gesehen ... die können oft gar nicht mehr richtig stehen und manchmal torkeln sie auch herum, das sieht komisch aus, wenn man so etwas sieht ... Betrunkene sprechen manchmal auch undeutlich, man versteht sie nur sehr schlecht ... ich habe sogar mal einen Betrunkenen gesehen, der stellte sich vor einen Baum und redete mit dem Baum ... bis heute weiß ich nicht genau, ob er wirklich mit dem Baum sprechen konnte ... Sachen gibt es auf dieser Welt! ... ich habe da ein Zaubermittel, mit dem kann ich deinen Zahn betrunken machen, ein richtiges Geheimmittel ... psst, nicht weiter sagen ... wenn dein Zahn nämlich betrunken ist, dann torkelt er genau so wie ein Betrunkener auf der Straße ... und dann kann ich ihn, so wie man einen Betrunkenen am Arm stützt und ihn nach Hause begleitet, ziemlich leicht aus deinem Mund herausführen ... vielleicht torkelt er sogar draußen noch weiter, wenn wir ihn anschließend gemeinsam beobachten? ... ich habe da schon die verrücktesten Sachen erlebt ... aber eines musst du mir vorher noch versprechen ... du darfst nicht über deinen betrunkenen Zahn lachen, so was macht man einfach nicht, versprochen? ...

RÜBENSUPPE

... stell dir vor, wir machen einen Landausflug ... wir fahren raus und wollen uns draußen irgendetwas ganz Tolles kochen. Da draußen ist jetzt gerade Mohrrübenzeit und wir haben vor, uns eine ganz tolle Rübensuppe auf offenem Feuer zu kochen ... wir machen ein richtiges knisterndes Feuer und stehen alle um den Topf herum, um alles so richtig zu genießen ... dann machen wir uns daran, die Rüben aus dem Boden zu holen, aber die Rüben wollen nicht so wie wir wollen, sondern sie sitzen relativ fest im Boden drin ... so was Blödes ... dann ziehen wir zu zweit dran, doch sie wollen immer noch nicht aus dem Boden ... Das alleinige Ziehen nutzt wenig, wir schaufeln ein bisschen von der Erde weg, um die Rüben freizulegen ... und dann machen wir alle Hauruck, und das machen wir jetzt auch hier. Das heißt, bei diesem Hau atmest du ein und bei Ruck atmest du aus. Und wenn wir das dann ein paar mal gemacht haben, dann kommt bei irgendeinen Ruck die Rübe und, wenn wir Pech haben, fliegen wir alle hinten auf den Rücken aber wir haben unsere Rübe ... hilfst du mit beim Rübenziehen? ...

DER SCHLAFENDE ZAHN

... das mit den Zähnen ist schon so eine Sache für sich ... weißt du, an was mich das erinnert? ... ich sage es dir, es erinnert mich daran, wie es ist, wenn man einschlafen will aber nicht einschlafen kann ... wenn man nämlich nicht einschlafen kann, kann man zu kleinen Tricks greifen ... manche Menschen stellen sich dann zum Beispiel vor, dass sie über einen Zaun springende Schäfchen zählen ... warum es gerade Schäfchen und keine Ziegen sind, das kann ich dir auch nicht genau sagen ... andere Menschen machen einfach die Augen zu und beginnen damit, ruhig einzuatmen ... wieder andere trinken einen Beruhigungstee, einen Schlaftee ... da gibt es ganz unterschiedliche Stärken, sage ich dir ... genau genommen sollte dein Zahn jetzt auch einschlafen dürfen ... aber wahrscheinlich geht es ihm so, dass er ja will, aber nicht kann ... da habe ich was richtig gutes für ihn ... wenn du jetzt deinen Mund aufmachst, dann bekommt er von mir einen Schlaftrunk verabreicht, der es in sich hat ... der versetzt deinen Zahn schnell ins Reich der Träume, lass dich einmal überraschen ...

Spritzenangst bei Kindern

IGELRETTUNG

... stell dir vor, du wanderst mit Mama und Papa durch einen Wald und da ist eine kleine Landstraße, und ihr entdeckt einen kleinen Igel. Und Igel, die Angst haben, rollen sich immer zusammen. Jetzt liegt der mitten auf der Straße und da besteht ja Gefahr, dass ein Auto kommt und den armen Igel überrollt. Und dann ist der Igel ja tot; was also machen? Versuchen, den irgendwie mit dem Stöckchen von der Straße zu rollen, funktioniert nicht; keiner hat Handschuhe dabei, mit denen man den Igel wegtragen kann, ohne dass es piekst. Was also soll man machen? Und trotz der Angst vor dem Pieksen und vor den Stacheln, nimmst du den in die Hände, und obwohl es etwas unangenehm ist und auch ein kleines bisschen piekst, trägst du den Igel zur Seite und hast ein Igelleben gerettet und kriegst eine große Igelrettungsmedaille ... manchmal kann man auch einen Zahn retten ... dafür gibt es dann die Zahnrettungsmedaille ...

BIENENSTICH

... da muss ich eine Geschichte erzählen, da war ich noch ein kleiner Bub, neun Jahre alt. Ich habe mit meinen Freunden im Wald ein Radrennen veranstaltet. Da sind wir in den Wald gefahren, zwischen den Bäumen durch. Das Gelände war sehr holprig, es ist immer steil runtergegangen, aber auch steil herauf. Bis zu einem steilen Abhang, da habe ich ganz fest den Lenker halten müssen; es hat sich eine Biene auf meine linken Handrücken gesetzt – ich habe nichts machen können – und habe die Biene angestarrt, voller Angst, habe nichts tun können, sonst wäre ich ja vom Rad gefallen, und schon hat sie mich in den Handrücken gestochen, und ich war ganz erstaunt, dass ich es eigentlich gar nicht richtig gespürt habe. Dann ist blitzartig dieser Handrücken angeschwollen, das hat aber auch nicht weh getan, und es war alles so bamstig. Dann bin ich stehen geblieben – dann hat es ein bisschen zu Kitzeln angefangen. Die anderen hinten haben geschrieen, ich soll weiterfahren und nicht so herumstehen. Da habe ich gesagt: »Mich hat eine Biene gestochen.« Dann haben sie alle gefragt: »Hat es weh getan?« Und ich: »Nein, komischerweise hat es überhaupt nicht wehgetan, es kitzelt ein bisschen und ist stark angeschwollen.« ... da haben sie es sich angeschaut. Dann sind wir weitergefahren. Das war's ...

BLUMENSTICKEN

... letztens war ein kleines Mädchen hier, das war genau so alt wie du und hieß Anna. Die hat mir erzählt, dass sie nachmittags ein schönes Geschenk für ihre Freundin vorbereiten möchte, ohne jedoch bereits zu wissen, was sie genau machen will. Dann habe ich Anna erzählt, dass ich mich noch daran erinnern kann als ich ganz klein war, da habe ich meiner Mutter ein schönes Bild geschenkt.

Und zwar habe ich ihr mit einer ganz winzig kleinen Nadel und wunderschönem bunten Garn eine schöne Blume gestickt. Und einmal habe ich mich sogar ganz kurz gepiekst. Hat zwar ganz kurz gedrückt und ein bisschen gekribbelt, war dann aber ganz schnell vergessen. Das Bild aber ist ganz toll geworden, und ich war total stolz auf mich. Und weißt du, Anna war so begeistert, dass sie jetzt auch ein Geschenk mit Nadel und Faden machen möchte ...

DER IGELZAHNARZT

... kannst du dir vorstellen, wie ein Maulwurf eine Zahnbehandlung bekommt. Und der kleine Maulwurf, wenn er Zahnschmerzen hat, geht er zum Igel. Und der Igel ist ganz erfahren und dann schaut er die Zähne an. Und da sieht er, dass er den Zahn sauber machen muss, denn da ist Karies drin. Da muss der Zahn geputzt werden! Und damit der Maulwurf die Spritze nicht merkt, hat er eine tolle Idee ... er geht ans Telefon und ruft die Hummel an, und dann kommt die Hummel, und die Hummel fliegt dem Maulwurf solange über dem Kopf, dass er immer hinterher schaut, und da wird ihm schwindelig. Und vorher hat der Igel eine kleine Kastanie mit Hülle hingelegt. Und da fällt der Maulwurf auf die Kastanie. Und da gibt es ein kleines Pieken und bestimmt hast du schon einmal eine Kastanie in der Hand gehabt und weißt wie sich das anfühlt. Und wenn wir jetzt gleich eine Betäubung machen, dann ist es als ob du eine Kastanie in der Hand hast ...

SCHNEEWITTCHEN

... weißt du was, ich habe früher von meiner Mutter beim Zubettgehen immer eine Gute-Nacht-Geschichte erzählt bekommen ... ich habe die Augen zugemacht und nur noch der Stimme meiner Mutter gelauscht ... manchmal erzählte sie einfach irgendetwas, das sie tagsüber erlebt hatte, manchmal aber erzählte sie mir auch ein Märchen ... ich erinnere mich noch genau, wie ich zum ersten Mal das Märchen von Schneewittchen gehört habe ... ich sah, wie die Königin am Fenster, das aus schwarzem Ebenholz war, saß ... ich sah den frisch gefallenen flockigen Schnee und die drei roten Punkte im Schnee, die für mich wie Ketchup aussahen, obwohl es drei Blutstropfen waren, die aus dem Finger der Königin herunterliefen ... die Königin hatte sich beim Nähen in den Finger gestochen ... aber sie hat nichts davon bemerkt ... stattdessen starrte sie auf die roten Punkte im Schnee und wahrscheinlich wusste sie in diesem Moment, dass sich ihr Leben verändert hatte ... ihr Wunsch, ein Kind zu bekommen, ging in Erfüllung ... aber da war doch noch etwas mit einem Fluch! ... kannst du mir da weiterhelfen ... du kennst doch bestimmt auch diese Geschichte ...

Füllung am Milchzahn

DAS HAUS AUF DER SPITZE DES BERGES

... warst du schon einmal im Land der schönen Zähne, wärst du neugierig, das einmal kennen zu lernen, ja? Könntest du dir vorstellen, dass wir da zusammen mal hinfahren? Dann lass uns doch mal anschauen, mit welchen Fahrzeugen wir das Land der schönen Zähne erreichen können ... das Land ist noch so weit weg, da müssen wir erst mal schnell vorwärts kommen. Da nehmen wir am besten den ICE, der rast und der ist ganz schön laut. Du kennst doch bestimmt den silbernen Pfeil, der durch den Bahnhof saust und der ganz viel Wind macht, und er ist so schnell, dass man die Schienen mit Wasser kühlen muss. Manchmal ist so viel Wasser da, dass man mit dem dicken Feuerwehrschlauch das Wasser absaugen muss. Im Land der schönen Zähne angekommen, fahren wir mit der Berg- und Talbahn. Die rumpelt ganz schön ... Wir fahren durch Tunnel und über Brücken und können ganz viel sehen, weil die Fahrt so langsam ist. Dort bauen wir uns dann ein schönes Haus auf der Spitze eines Berges. Der Untergrund muss trocken sein, dort weht ganz viel Pustewind und die Sonne scheint immer. Manchmal piepst auch ein Vogel. Für das Haus brauchen wir Zement und Farbe und dann können wir Wände bauen. Und du kannst dir das Haus jeden Tag anschauen und ab und zu fährst du mit mir zusammen wieder ins Land der schönen Zähne ...

DAS BAUMHAUS

... wir befinden uns in einem Dorf, beim Bauern Lindemann, ein ganz großer Bauernhof, viele Gebäude, Tiere und viele Weiden. Weiden mit Kühen drauf und auch einige ungenutzt. Von diesen ungenutzten Wiesen sind einige mit Bäumen bewachsen, viele Bäume, Weidenbäume aber auch Obstbäume. Diese Weidenbäume haben es einigen Kindern recht angetan. Der Bauer Lindemann hat drei Jungs aus dem Dorf schon seit Jahren erlaubt, ein Baumhaus zu bauen. Ganz oben auf einem ganz starken Ast haben sie ein Baumhaus gebaut und sich immer dort zurück gezogen, wenn sie ein Problem hatten oder wenn sie Heimlichkeiten auszutauschen hatten, das war ihr Beratungsort, zum Kraft schöpfen und auch um über wichtige Dinge zu beraten. Wichtige Dinge, die Jungs in dem Alter interessieren. Die Jungs waren so um die zehn, elf Jahre alt. Eines Tages macht der Bauer Lindemann wieder einen Rundgang über seinen Riesenbauernhof, über die Weiden und schaut die Bäume auch an. Ach herrje, dieser Baum, dieser ganz wichtige Baum, wo diese Baumhöhle drin ist droht auseinander zu brechen. Er sieht, dass ein ganz wichtiger Ast schon leicht abgeknickt und von innen hohl ist. Er wartet, bis sich die Jungs mal wieder sehen lassen, ruft sie zu sich und sagt: »Hey, kommt mal her, ich hab da ein Anliegen. Ihr wisst, es geht um euren Baum. Ihr wisst, ich habe euch jahrelang erlaubt, dass ihr auf meinen Bäumen rumtobt und nun müsst ihr euch aber auch um diesen Baum kümmern, der ist krank geworden. Schaut euch den an, wir gehen mal zusammen hin.« Und sie schauten sich diesen erkrankten Baum an, den abgebrochenen Ast, man konnte rein sehen, innen war alles hohl. Man konnte sehr tief sehen, alles hohl, schwarz, morsch – es sah nicht gut aus. Da sagt der Bauer Lindemann: »Wisst ihr, dieses Problem muss ich euch übereignen, dafür habe ich jetzt keine Zeit, findet eine Lösung!« Und sie beratschlagten. Sie konnten erstmals nicht in ihrer Baumhöhle sitzen, das war zu gefährlich, dann würde auch dieser ganz wichtige Ast noch abbrechen. Dann mussten sie sich also zu Hause bei einem Jungen zur Beratung zurückziehen und haben überlegt — da sagt der: »Halt, stopp. Wir haben doch das Internet. Wir schauen mal nach.« Er klickte sich bei www.baum.de ein und fand doch tatsächlich Hinweise wie kranke, alte morsche Bäume möglicherweise zu erhalten sind. Dieses Patentrezept druckten sie sich aus und gingen in den nächsten Baumarkt, Abteilung Pflanzen. Hier kauften sie ein – das Taschengeld mussten sie zusammen legen, es ging ja um eine ganz wichtige Sache ... ihren Beratungsort, die Baumhöhle sollte erhalten bleiben und Bauer Lindemann wollte seinen Baum erhalten, also machten sie sich ans Werk. Ab zur Weide, ab zum Baum und sie hatten sich alles besorgt. Das ganze morsche Holz wollten sie bis an die tiefste Stelle ausräumen, die äußere Hülle war noch fest und so konnten sie den kranken morschen Baum von innen her säubern bis zum tiefsten Punkt und staunten, was da alles an krankem Material drin war ... und dann füllten sie Baumzement rein, stopften es schön an alle Seiten ... das war beschrieben, da war eine Anweisung dabei. So konnte der Baum abgefüllt werden. Sie betrachteten sich ihr Werk und waren recht stolz, sie waren richtig stolz. Diese drei Jungs hatten den Baum gerettet. Sie sind zum Bauern Lindemann, zeigten ihm das, baten ihn sich das mit anzuschauen und der Bauer Lindemann hat gesagt: »Weil ihr das so gut gemacht habt, dürft ihr weiter so lange wie ihr wollt auf eurer Baumhöhle eure Beratungen abhalten.« So waren eigentlich beide Seiten zufrieden. Der Baum war in Ordnung, die Umwelt war erhalten worden und die Kinder waren über ihr eigenes Werk sehr froh ...

BAKTERIENBANDE

...stell dir vor, dein Zahn ist eine große dunkle Höhle, und da wohnt eine Großfamilie. Große, Kleine, Dicke, Dünne – die bewegen sich und führen da ein totales Lotterleben. Überall liegt der Dreck rum, Matsch, Essensreste auf dem Fußboden stinken vor sich hin, und sie fühlen sich sauwohl. Jetzt müssen wir einfach dafür sorgen, dass dein Zahn keine dunkle Höhle mehr bleibt, sondern ich möchte die Bakterien herausnehmen. Dazu hole ich ein kleines Löffelchen, und mit diesem Löffelchen schaufeln wir einfach diese Dreckbande aus deinem Zahn raus. So, jetzt fange ich an zu schaufeln, und am Anfang schaufelt es sich immer ganz einfach ... stell dir vor, manche von denen fühlen sich sauwohl und gerade die letzten, die wollen einfach die Stellung halten, und die halten sich fest wie verrückt. Ich kratze und ziehe und schabe und drücke, um diese Mistviecher von der Wand abzukriegen. Die halten sich fest in ihrer Höhle und wollen einfach nicht raus ... so, jetzt ist alles richtig leer ... jetzt stell dir mal vor, dein Zahn ist ganz nackt, so nackig, wie wenn du geduscht hast und aus der Dusche steigst. Und wenn die Mami dann das Fenster aufmacht, ist es saukalt. Und so putze ich den Zahn sauber und mache ihn nass, dann muss ich ihn ganz schnell abtrocknen, so wie wenn die Mami dir ein Handtuch gibt. Und dann müssen wir ihn schnell anziehen, schnell etwas Warmes überziehen und das Fenster zumachen. Und genauso wird der Zahn zugeschmiert, eingehüllt und wieder neu angezogen ...

Abszess beim Kind entfernen

DIE LÖWENPFOTE

... vor einigen Tagen hab ich eine Geschichte gehört, die dich sicher auch interessieren wird. Nämlich von einem Löwen, der sich einen Dorn in die Pfote eingetreten hat – diese Pfote ist dann ganz angeschwollen, so dass der Löwe nur noch humpeln konnte. Hast du zufällig diese Geschichte im Fernsehen gesehen? Ich erzähl sie dir weiter. Durch das klägliche Jammern des Löwen angelockt, kam die Affenrettung und beäugte und untersuchte die Pfote des Löwen. Endlich ist Hilfe da, dachte der Löwe, und wurde dabei immer ruhiger und ruhiger, denn er wusste, dass er nunmehr den kleinen Pieks der Betäubungsspritze spüren würde und dann ganz entspannt und gelassen zusehen konnte, wie der Affendoktor den Dorn entfernen wird ...

Zahnpflege bei Kinder und Jugendlichen

DIE ZAHNBÜRSTE *

** In Anlehnung an Elke Schlinkert*

(Für Kinder zwischen vier und sieben Jahren.)

Allgemeine Erläuterungen

... wahrscheinlich weißt du bereits, wie wichtig es ist, die Zähne regelmäßig zu putzen ... ich glaube, dass ich dir das eigentlich gar nicht mehr sagen muss, weil du es bestimmt schon oft gehört hast ..., oder? ... ich werde dir aber eine Geschichte erzählen, von Kindern in einem Kindergarten ... wenn die ihre Zähne putzen sollten, dann machten das immer alle Kinder zur gleichen Zeit ... alle gehen dann ins Bad, nehmen ihre Zahnbürsten und putzen drauf los ... eben so, wie man das richtig macht, du weißt schon ... na ja, das stimmt nicht so ganz, denn ein Kind, die Annemarie, putzt immer so schnell, dass sie zuerst fertig ist ... sie ist immer die Erste ... und weil sie immer die Erste ist, kommt sie natürlich auch als erste wieder in das Spielzimmer und kann sich, ganz alleine, das Spielzeug aussuchen ... sie nahm sich natürlich immer das beste Spielzeug und die anderen Kinder, die später kamen mussten sich mit dem Rest zufrieden geben ... Annemarie war stolz auf sich ... immer hatte sie das beste Spielzeug ... sie war so schnell im Zähneputzen, dass sie ihre Zahnbürste verkehrt herum in den Becher steckte ... alle anderen Kinder stellten ihre Zahnbürste mit der Bürste nach oben in den Becher, nur eben Annemarie nicht ... weil sie eben so schnell war ... als sie eines Tages ins Bad musste, um ihre honigverklebten Hände zu waschen, hörte Annemarie plötzlich eine Stimme ... die klang irgendwie traurig ... es war seltsam, aber diese Stimme schien direkt aus dem Zahnputzbecher zu kommen, in dem ihre Zahnbürste verkehrt herum steckte ... vorsichtig und neugierig näherte sich Annemarie dem Becher und spitze ihre Ohren ... kein anderer war im Bad, der ihr hätte einen Streich spielen können ... sie war vollkommen alleine ... sie ging zu dem Be-

Geschichte vom Kindergarten

Schlechte Zahnpflege, verbunden mit einem scheinbaren Vorteil

Bedeutendes Erlebnis

cher und zog langsam ihre Zahnbürste heraus ... und tatsächlich, du wirst es kaum glauben, die Zahnbürste konnte sprechen ... sie sagte in einem weinerlichen Ton, dass sie sehr traurig sei, immer verkehrt herum im Becher stecken zu müssen und nichts sehen zu können ... die anderen Zahnbürsten würden sich immer gegenseitig die schönsten Geschichten erzählen, sie würden sich mitteilen, was sie sehen, sie erzählen vom Wetter, von Farben und von grünen Bäumen ... nur sie, sagte die kleine Zahnbürste, sehe immer nur den schmutzigen Innenrand des Zahnputzbechers ... außerdem, so jammerte die kleine Zahnbürste, fühle sie sich richtig schmutzig und dreckig, weil sie noch nie richtig ausgewaschen wurde ... sondern einfach nur, immer schnell und unsanft im Becher landet ... Annemarie hörte der Zahnbürste aufmerksam zu ... sie fühlte sich auf schwer zu sagende Weise gar nicht so recht wohl ... irgendwie, dachte sie, hätte sie ein bisschen Schuld an dem, was die Zahnbürste sagte ... Annemarie nahm die Bürste und begann sie unter fließendem Wasser zu waschen ... dann säuberte sie auch den Zahnbecher und stellte die Zahnbürste mit der Bürste nach oben in den Zahnputzbecher ... sie dachte lange nach und überlegte ... sie war dabei etwas Wichtiges zu verändern ... was genau? ... denke einmal darüber nach ... am nächsten Tag, du wirst es kaum glauben, war Annemarie nicht die erste und die schnellste, die nach dem Zähneputzen ins Spielzimmer lief ...

Scheinbarer Vorteil (schnell zu spielen) erweist sich als Nachteil

Lernvorgang

Offener Schluss (zur Erhöhung der Spannung)

DER ERSTE KUSS

... ich kann mir gut vorstellen, dass du es schon tausendmal gehört hast, und wahrscheinlich gar nicht mehr hören kannst ... aber trotzdem werde ich dir es nochmals sagen, wie wichtig eine gute Zahnpflege ist ... vielleicht denkst du, dass es im Leben wichtigere Dinge gibt als ein gute Zahnpflege ... und da hast du möglicherweise Recht ... aber deine Zähne können sich dummerweise nicht selber putzen – sie sind nicht selbstreinigend, so wie der Ozean, und das ist wirklich ein Problem ... da muss man notgedrungen nachhelfen ... mit den richtigen Instrumenten, der richtigen Technik und einer richtigen Einstellung ... natürlich muss man auch ein bisschen Zeit mitbringen ... wenn sich zum Beispiel Essensreste zwischen den Zähnen befinden, dann können diese Reste den Schmelz des Zahnes und das Zahnfleisch angreifen und es schädigen ... aber das ist noch nicht alles ... bei vielen Menschen gibt es noch eine Art Nebenwirkung, die manchmal noch schlimmer ist, als das Hauptproblem ... nämlich ein unangenehmer Geruch

Pacing

Allgemeine Aufklärung

aus dem Mund – Mundgeruch ... bei einigen Menschen ist dieser Geruch so stark, dass er andere Menschen davon abhält in ihre Nähe zu kommen ... ich hatte vor kurzem, vielleicht ist es so zwei Wochen her, einen 15-jährigen Jungen hier auf dem Zahnarztstuhl sitzen ... er litt unter starken Zahnschmerzen ... seine Zähne waren nicht besonders schön – ich hatte den Eindruck, dass er sie nur mangelhaft geputzt hatte, er sagte mir aber, dass er sie jeden Tag zweimal gründlich reinigen würde ... was er mit gründlich meinte, war mir nicht klar ... sei's drum ... die mangelnde Zahnpflege ging mit einem wirklich unangenehmen Geruch einher ... ich sprach ihn darauf direkt an und sagte ihm, dass er seine Zähne gründlicher putzen sollte ... ich zeigte ihm, wie man das macht ... nebenbei wollte ich von ihm wissen, ob er schon eine Freundin habe ... er schaute mich leicht verlegen an und schüttelte den Kopf ... dann sagte ich ihm, dass das doch eigentlich ganz normal sei ... und ich meine erste Freundin auch erst mit 16 Jahren hatte ... damals gab man mit den unterschiedlichsten Sachen an ... zum Beispiel mit der Höhe seines Taschengeldes, wie lange man sich die Haare wachsen lassen durfte ... das war vor 30 Jahren gar nicht so selbstverständlich wie heute ... aber man gab auch damit an, wie viele Zungenküsse man schon gemacht hatte und wie die unterschiedlichsten Techniken hierzu aussahen ... ich wusste schon damals, wie ausgesprochen wichtig ein guter Mundgeruch ist, wenn man ans Küssen denkt ... manchmal wird der Geruch unterschätzt, er ist aber viel wichtiger als man so landläufig denkt ... du kennst doch bestimmt den Satz ... den kann ich nicht riechen ... da ist eine Menge Wahrheit dran ... ein guter Geruch zieht an, ein schlechter stößt ab ... und da kann man kaum etwas dagegen machen ... ich sagte ihm, dass er einmal darüber nachdenken sollte ... und das es sehr einfache und effektive Möglichkeiten gebe, etwas für einen guten Geruch aus dem Mund zu tun ... zum Beispiel die Zähne richtig mit der Bürste und der Zahnseide zu pflegen ... sie dreimal am Tag zu putzen und das jeweils drei Minuten lang mit der richtigen Technik ... er hörte sehr aufmerksam zu und du wirst es nicht glauben, als er ein paar Wochen später wieder in meiner Praxis zur Nachuntersuchung erschien, erkannte ich ihn kaum wieder ... seine Zähne waren gründlich gereinigt und das nicht nur für sich selbst, sondern auch für jemand anderen ... du ahnst wahrscheinlich was ich dir sagen will ... ja, er hatte in der Zwischenzeit ein Freundin gefunden und erkannt, welche Dinge er verändern musste ... na ja, man lernt eben nie aus, oder?

Stellvertreterstory (Jungen- oder Mädchengeschichte)

Mangelnde Zahnpflege und Mundgeruch

Intimes Thema mit Fokus auf Geruch

Nachteile aufgelistet

Veränderung nahelegen (Modellbeispiel)

Positiver Ausblick

SAURER SPEICHEL

... hast du Freunde? – Ja. – Weißt du, Freunde muss man ja pflegen. Wenn man sie nicht pflegt und nicht mit ihnen spielt und nichts mit ihnen unternimmt, dann kann es sein, dass die sauer werden. Und genauso machen Karius und Baktus deinen Speichel so ganz sauer, dass der Speichel Löcher in deine Zähne frisst. Und bei den Freunden ist es so, wenn die sauer sind, dann spielen die nicht mehr mit dir und wollen mit dir nichts mehr zu tun haben, und dann hast du sie auch nicht mehr ... genauso ist es, wenn die Zähne zu große Löcher haben, dann hast du die Zähne auch nicht mehr lange, weil sie dann weh tun, und wir sie ziehen müssen, und dann kannst du auch nicht mehr richtig beißen. Und deshalb musst du deine Zähne pflegen wie deine Freunde... ist doch logisch, oder? ...

DAS AQUARIUM

... weißt du, ich habe einmal ein sehr schönes Geschenk bekommen, ein Aquarium. Und das Aquarium war so sauber, grüne Pflanzen, helles Wasser, rote Fische, ganz kleine, und es war so herrlich anzusehen – es war alles so schön sauber, und ich habe nicht acht gegeben, ich wusste nicht, dass das Aquarium auch gepflegt und sauber gemacht werden muss. Eines Tages sah ich, dass das Aquarium immer dunkler wurde ... es hat gerochen und die Fische waren nicht mehr zu sehen. Ich habe Angst bekommen. Und dann fiel mir ein, dass ich doch das Aquarium pflegen muss. Dann habe ich gefragt, wie das geht und es war nicht so schwer. Ich habe es regelmäßig sauber gemacht und das Wasser wurde wieder hell, die Pflanzen wurden wieder grün und die Fische wieder rot ... so einfach war das ...

WILDWUCHS

... ich habe mir vor ein paar Jahren ein Reihenhaus mit einem Garten gekauft und war recht stolz darauf. Der Winter geht vorbei, und es kommt der Frühling und ich schau zum Fenster raus, und bin ganz traurig. Ich sehe überhaupt keine Blumen, dabei haben wir doch soviel angepflanzt. Alles ist total verwildert, die Sträucher sind nicht zurück geschnitten, es ist wirklich der totale Wildwuchs und so unordentlich ... ich habe überhaupt keine Freude an dem Garten ... da gehe ich auf den Balkon und schaue rüber zur Nachbarin, und da blüht alles. Da sind die Krokusse und da sind die Narzissen, die Märzenbecher kommen, es ist alles so schön gepflegt und um jedes Blumenbeet sind Steine gelegt, so richtig schöne

Begrenzungen. Ich erzähle das meiner Mutter, und die sagte dann, das wir das schon wieder hinbekommen werden: »Du wirst sehen, ich werde dir helfen, wir werden den Garten so hinbringen, dass du eine Freude daran hast.« Wir haben uns beide Handschuhe angezogen und sind raus gegangen – frohen Mutes – und die Mutti hat einen Rechen genommen und hat das Laub, das noch da war, weggerecht. Dann habe ich das Unkraut gezupft und habe auch immer mehr Freude mit der Zeit daran gekriegt, weil je mehr Unkraut ich weg gezupft habe, desto eher habe ich einen kleinen Krokus oder eine kleine Narzisse sehen können und so immer mehr Freude daran bekommen. Dann ist die Mutter noch her gegangen und hat die Äste zurück geschnitten. Der ganze Wildwuchs wurde so eingezäunt und im darauf folgenden Jahr war es dann so, dass ich zum Fenster rausgeschaut habe. Ich habe die Blumen blühen gesehen und habe wirklich Freude an meinem Garten haben können ... ja, so war das ...

DIE BIOTONNE

... wenn ich so in deinen Mund schaue, dann fällt mir sofort der Vergleich mit einer Biotonne ein ... also, bei uns kommt in die Biotonne alles das rein, was irgendwie Biologisch ist ... mittlerweile hat ja fast jeder Haushalt eine Biotonne und das ist doch auch vernünftig, dass man mit biologischem Abfall sorgfältig umgeht, oder? ... du weißt schon, dass so eine Biotonne im Sommer, wenn die so mehrere Tage nicht geleert wird, und wenn da so richtig die Sonne darauf scheint, so einen komischen Geruch abgibt. Hast du die Biotonne schon mal aufgemacht, wenn die schon eine Woche da steht, ich meine im Sommer, wenn es so richtig warm ist? ... Da krabbelt dann schon mal was raus... da sind so kleine Tierchen drin ... natürlich hast du nicht so große Tierchen, wie sie in der Biotonne krabbeln, die Tierchen an deinen Zähnen sind viel kleiner ... so gesehen sind deine Zähne wie eine Art Biotonne, die Zähne muss man eben regelmäßig putzen und die Biotonne regelmäßig leeren ... denn du willst bestimmt nicht, dass es in deinem Mund so aussieht wie in einer Biotonne, die mehrere Wochen nicht geleert wurde, habe ich nicht Recht? ...

EKELHAFTES PANZERTIER

... manchmal sind auf den Zähnen richtig dicke Belege darauf ... wie eine Kruste kann man die sich vorstellen ... lauter ineinandergehakte Tierchen mit Panzern und mehreren Beinchen ... ich weiß, dass ist wirklich keine angenehme Vorstellung ... und diese Tierchen, die da auf den Zähnen sind, die kann man nicht sehen, aber die freuen sich über alles, was wir da sitzen lassen, wenn wir da also Speisereste haben, dann sind die für diese Tierchen wie Fäden, an denen sie sich festhalten können. Und die freuen sich natürlich – da drunter hast du ja enorme Schätze, wie Perlen liegen die Zähne nebeneinander ... diese Perlen müssen wir wieder freilegen ... und das geht mit der Zahnbürste, die Zahnbürste musst du dir vorstellen wie ein U-Boot und dieses U-Boot muss an die Zähne gelangen, um diese zu reinigen. Jetzt mach ich deine Bakterien oder diese Tierchen sichtbar ... wir färben die an – kennst du das, wie man das anfärbt? ... das macht den Ort sichtbar, an dem sich diese Tierchen befinden ... ja, hast du schon einmal ein Osterei angemalt? So musst du dir das vorstellen. Und das mache ich genauso ... ich färbe deine Zähne an, wie die Ostereier und dann können wir sehen, wie viel Fasern da sitzen und wie viel Bakterien – diese müssen wir ganz entfernen und dann haben wir die Perlen, ich meine natürlich deine Zähne, wieder schön sauber gemacht ... und das ist ein ganz natürlicher Schmuck und Schmuck, das ist etwas Wertvolles, das müssen wir also schützen und schonen ... habe ich nicht Recht? ...

ZAHNPUTZERVOGEL

... da schwimmen Krokodile. Und die Krokodile, die da im Urwald in dem Wasser schwimmen, die haben natürlich keine Zahnbürsten, aber dafür haben sie die Zahnputzervögel ... und wenn die Krokodile ganz faul ihr Mittagsschläfchen halten, da liegen die da so halb im Wasser, so dass sie es angenehm kühl haben – sie hören das Plätschern des Wassers und dann gähnen sie immer wieder, und manchmal lassen sie auch beim Gähnen ihre Schnauze weit auf. Wenn die Zahnputzervögel erkennen, dass das Krokodil gegähnt hat und der Mund weit offen bleibt, dann kommen sie, fliegen in den Mund vom Krokodil und picken die ganzen Zähne sauber ... und die machen erst wieder den Mund zu, wenn die Zahnputzervögel fertig sind mit dem Sauberpicken der Zähne. Weil sie wissen, dass die helfen, ihre Zähne sauber zu halten ... so ist das ...

RÄDER RAUS

... an einem wunderschönen Sommerferienmorgen im Juli wird es um 9 Uhr im Kinderzimmer munter. Die Sonne scheint, die Vögel zwitschern, ein Wetter bei dem man einen Ausflug machen muss.

Prompt klingelt es an der Haustür und Petra und Thomas stehen mit den Fahrrädern vor der Tür. »Und, kommt ihr mit ins Freibad? Los, holt eure Räder raus!« 15 Minuten später sind beide startklar und sausen zur Garage, um ihre Räder zu holen. Das von Nancy ist wie immer frisch geputzt und startklar, aber das von Kevin, oh je! Ein halbes Jahr nicht angeguckt, geschweige denn geputzt oder repariert, und so sieht es jetzt auch aus. Der Hinterreifen ist platt, die Kette und die Speichen sind verrostet und verdreckt. Das kann ja Stunden dauern! »Wo bleibst du denn?«, drängeln die anderen. »Mach hin, sonst ist im Freibad alles voll.« Traurig kommt Kevin zu seinen Freunden und zeigt ihnen die Bescherung. Das krieg ich alleine gar nicht hin, da muss der Papa helfen und erst reparieren, bevor ich wieder richtig putzen kann. Fahrt schon mal vor, vielleicht kann ich ja morgen mitkommen, wenn dann das Wetter noch schön ist ...

Zahnspange

DIE PFEFFERMINZBRAUSE

... eigentlich kann ich dich so richtig gut verstehen, denn als ich 10 Jahre alt war, war ich beim Zahnarzt und der sagte zu mir: »Weißt du was Mädchen, du hast ganz schiefe Zähne, du brauchst ganz dringend eine Zahnspange.« Oh, Gott, dachte ich damals, eine Zahnspange: Na ja, jedenfalls blieb mir nichts anderes übrig, meine Eltern haben gesagt, ich muss sie nehmen und ich bekam sie. Als ich sie dann hatte, konnte ich zuerst überhaupt gar nicht richtig sprechen. Ich habe gelispelt und alle haben mich gehänselt. Dann war sie auch noch furchtbar anzusehen, denn immer wenn ich gelacht habe, sah man diese hässlichen silbergrauen Drähte ... und furchtbar war es sowieso, denn es war ständig so, als hätte ich einen alten klebrigen Drops im Mund und geschmeckt hat der, na ja, man kann sich's ja vorstellen – auch nicht so besonders lecker. Deswegen kam mir eines Tages die zündende Idee! Ich packte einfach die Zahnspange in ein Glas mit Pfefferminzbrause und legte die einfach mal ein und wartete ab, was dann passiert. Sieh da, am nächsten Tag hab ich sie in den Mund reingenommen und es schmeckte! Es schmeckte auf einmal ganz anders und seitdem hatte ich immer, wenn ich die Zahnspange tragen musste, das Gefühl dieses Geschmacks von Pfefferminzbrause. Mein erster Freund, den ich kennen gelernt hatte, der hatte auch eine Zahnspange,

und an diesem Tag war ich eigentlich richtig stolz und froh, dass ich auch eine tragen durfte.
Als ich dann 16 Jahre alt war und wieder mal beim Zahnarzt war und es darum ging, wie meine Zähne denn so waren, sagte der zu mir: »Haben Sie aber schöne Zähne!« Und ich war das Mädchen in meiner Klasse mit den allerschönsten geraden und gesunden Zähnen ...

KÖNIGSKINDER

... es war einmal vor vielen Jahren eine Königsfamilie, die hatte drei Kinder und sie waren sehr glücklich. Die Kinder waren sehr hübsch und clever. Und eines Tages hat die Mutter festgestellt, dass der Kleinste traurig wurde und mager – er konnte nicht mehr lachen. Und das aus einem einfachen Grund: Er hatte die Zähne nicht wie die anderen, sondern locker und auseinander und gedreht, und deshalb konnte er nicht mehr richtig essen und auch nicht mehr lachen. Und die ganze Familie war sehr, sehr traurig. Der Kleine wurde immer magerer und konnte immer noch nicht lachen, bis eines Tages ein alter Mann vorbeikam, der ein Glas Wasser wollte. Er war sehr durstig. Und als er sah, dass die Familie sehr traurig war, fragte er, was denn los sei und warum alle so traurig seien. Daraufhin hat der Vater die Geschichte erzählt. Der alte Mann sagte daraufhin: Wisst ihr, ihr solltet die Zähne zusammenbinden, zusammenfassen, so dass sie nicht mehr so locker sind und sich wieder zusammenziehen ... dann kann der Junge wieder essen und fröhlich lachen ... und so geschah es ...

Daumenlutschen

IN DER DUNKLEN, FEUCHTEN ZAHNHÖHLE

... es war einmal ein Daumen, der hieß Wutzel. Er war gerne an der Hand des kleines Mädchens und winkte gemeinsam mit seinen neuen Freunden dem Mädchen zu. Wenn er auch ein kleiner dicker Wutzel war, so war er sich wichtig, weil ohne ihn, die anderen Finger die Spielsachen nicht so gut halten konnten. Er war stolz darauf, ein so wichtiger Wutzel zu sein.
Eines Tages jedoch, als das Mädchen am Abend schlafen ging und er gerade auch einschlafen wollte, merkte er, dass es plötzlich feucht und warm um ihn wurde. Na ja, das war zuerst ganz angenehm – aber es war auch so dunkel und bald gefiel ihm der

Ort, wo er war, nicht mehr so gut. Er bekam Runzeln, wie ein altes Hutzelweibchen, und als er sich an die Dunkelheit gewöhnt hatte, da sah er einen dichten weißen Zaun um sich. »Wer seid denn ihr?«, fragte er. Einer von den weißen Kerlen sagte hochmütig: »Ich bin ein Zahn, und was bist du?« »Ich bin ein Daumen.« »Und was macht ein Daumen bei uns im Mund?« »Das weiß ich nicht, man hat mich zu euch gesperrt, könnt ihr mir vielleicht helfen?« »Du bist keiner von uns, du gehörst nicht hierher – geh weg! Wir können dich hier nicht brauchen! Außerdem bist du runzelig und hässlich.« Da weinte unser kleiner Wutzel bittere Tränen und glaubte sich schon auf ewig verloren – da öffnete sich auf einmal der Mund und Wutzel durfte wieder heraus. Da freute er sich und dankte dem kleinen Mädchen und versprach ihr beim Spielen besonders aufzupassen, dass kein Spielzeug aus der Hand fällt, wenn er nur nicht mehr in den Mund zurückmüsse. Ich glaube, jetzt wo du die Sorgen des kleinen Wutzel kennst, wirst du ihn sicher gut verstehen, dass er nicht mehr in deinen Mund zurück will ...

IM DUNKELN

... das mit dem Daumenlutschen ist so eine Sache für sich ... ich weiß nicht, was dein Daumen sagen würde, wenn ich ihn frage, wie es ihm in deiner Mundhöhle nachts geht ... da ist es ja immer stockdunkel und ziemlich feucht ... und auf so einer Zunge, wie auf einer Matratze zu liegen, na, ich weiß nicht so recht, ob das so angenehm ist ... vor drei Wochen war ein 6-jähriger Junge bei mir, der lutschte auch am Daumen ... seine Mutter ermahnte ihn immer, dass er doch nicht mehr am Daumen lutschen sollte, doch das half alles nichts ... der Junge erzählte mir, dass er immer nur dann einschlafen könne, wenn die Türe seines Schlafzimmers leicht geöffnet sei und das Licht aus dem Flur ins Zimmer scheint ... ich glaube, dass viele kleine Kinder nur auf diese Weise gut einschlafen können ... einfach mit ein bisschen Licht, so dass man die wichtigen Dinge erkennen kann ... ich fragte daraufhin den Jungen, wie es wohl seinem Daumen ergehe ... der müsse doch immer in vollkommener Dunkelheit einschlafen, wie in einer Höhle, wo kein Lichtstrahl hineinkommt ... und dann sagte ich, dass ich froh bin, nicht sein Daumen zu sein, denn wenn ich als Daumen merken würde, dass alles im Zimmer noch leicht hell ist, dann würde ich mich so richtig ärgern und wahrscheinlich auch protestieren.

Du wirst es kaum glauben, aber zwei Wochen später lutschte dieser Junge nicht mehr an seinem Daumen ... gleiches Recht für alle, oder wie man das auch nennen könnte ... der Junge hat verstanden, was Gerechtigkeit ist und das mit seinen sechs Jahren, das hätte ich selber nicht gedacht ...

Zahnarztangst bei Erwachsenen

MARMOR, STEIN UND EISEN BRICHT

Pacing

... nehmen Sie sich die Freiheit, alles, uneingeschränkt hier auf dem Zahnarztstuhl zu spüren ... so dass Ihnen bewusst werden darf, wenn das für Sie in Ordnung ist, dass das gegenwärtige, tragende Gefühl, das Sie haben, sich verändern kann ... und schließlich in den Hintergrund tritt, oder sich auf eine andere Weise verflüchtigt ... natürlich wären Sie froh, wenn sich etwas verändern würde, aber

Stellvertretergeschichte mit negativem Beispiel

bitte machen Sie es nicht so, wie der Patient, der vor etwa zwei Wochen hier auf dem gleichen Stuhl lag wie Sie und ähnliche Gefühle entwickelte ... dieser Patient begann damit gegen seine Angst zu kämpfen ... er stellte sich vor, dass er seine Angst mit großen Steinen einmauern wollte ... als er mit seiner Arbeit begann, schien er anfangs recht erfolgreich zu sein ... schnell konnte er sich vorstellen, wie er eine dicke Mauer um seine Angst baute und berichtete, dass er spüre, wie sich dieses unangenehme Gefühl in den Hintergrund zog ... doch dann passierte etwas, mit dem er nicht gerechnet hatte ... er baute an seiner Mauer immer weiter und weiter und während er sich bemühte, weiter dicke Wände um seine Angst zu ziehen, lösten sich an unterschiedlichen Stellen die Steine wie von alleine wieder auf ... und die Angst begann, wie eine grüne Flüs-

Angst wird stärker, falsche Herangehensweise

sigkeit herauszuströmen ... je mehr er sich bemühte, und fleißig in seiner Vorstellungswelt baute, je stärker schien der Druck von innen zu werden ... je schneller lösten sich die dicken Steine auf, so, als würden sie sich in Pulver verwandeln und sich im Nichts auflösen ... das war eine wirklich verzwickte Lage für ihn ... je mehr er kämpfte, desto stärker schien sein Gegner zu werden ... ich machte daraufhin dem Patienten einen Vorschlag, ich sagte ihm, dass er nicht mehr gegen das Gefühl hier auf dem Stuhl ankämpfen sollte,

Neuer Vorschlag, Ressource

denn das führt nur zum Gegenteil des Erwünschten, sondern dass er ... getreu nach dem Motto »wenn du deinen Feind nicht besiegen kannst, mach ihn zum Freund« ... sich seinen gegenwärtigen Gefühlen bewusst nähern sollte ... im ersten Moment fand er diese Anregung von mir seltsam ... er wollte schon protestieren und mir mitteilen, dass er diesem Gefühl nichts, aber auch gar nicht

Positives abgewinnen könnte, dann aber, nachdem er kurz, aber sehr intensiv nachdachte ... war er bereit, es einmal zu versuchen ... er stellte sich vor, dass er die Reste seiner noch stehenden Mauer beseitigte, Stein um Stein, dass er die Reste fein säuberlich mit einem großen Besen zur Seite kehrte und anschließend mit einem Wasserstrahl den Staub der Steinreste wegspritzte ... Fantasie hatte der Patient ... und das ich wichtig für den Umgang mit einschränkenden Gefühlen ... er stellte dabei erstaunlicherweise fest, dass durch diesen neuen Umgang mit einem Gefühl das Gefühl selber sich spürbar veränderte ... es wurde deutlich schwächer ... der Patient hatte einen Weg entdeckt, auf welche Weise es ihm ermöglicht wurde, eine Behandlung hier auf dem Zahnarztstuhl relativ problemlos zu erleben ... wie wäre es denn, wenn Sie auch auf ihrer Weise damit beginnen, einen Weg zu finden, der es Ihnen ermöglicht, einigermaßen entspannt hier auf dem Stuhl zu sitzen und die kommenden Dinge im Namen Ihrer Gesundheit geschehen zu lassen? ... ich werde Ihnen dabei helfen ...

Erprobung der Ressource

Den eigenen Weg entdecken

GOETHE UND DIE HÖHENANGST

... lassen Sie mich Ihnen etwas über die Angst erzählen ... und hören Sie mir bitte gut zu ... denn es kann sein, dass Sie sich in dem wiederfinden werden, was Sie von mir hören, oder dass Sie Ihre eigenen Gedanken entwickeln und das von mir Gesagte in den Hintergrund treten wird ... wenn ein Patient hier auf diesem Stuhl Angst entwickelt, ist das etwas vollkommen Normales ... der Patient hat bestimmte Vorannahmen über das, was geschehen wird ... seine Wahrnehmung wird sich entsprechend seiner Vorannahmen ausrichten und nach Bestätigung suchen ... die Aufmerksamkeit wird sich genau auf die Dinge richten, die seine Vorannahmen ins Feld seiner Aufmerksamkeit rücken ... fühlen sich die Gedanken bestätigt, dann reagiert der Körper mit einer erhöhten Spannung, diese Spannung fördert nun ihrerseits weitere Vorannahmen, die wiederum bestätigt werden ... manchmal jedoch täuscht man sich, da verwechselt man Angst mit Spannung – aber Angst ist eigentlich etwas vollkommen anderes als Spannung ... ich weiß nicht genau, wie es Ihnen jetzt hier auf dem Stuhl geht, aber ich würde Sie gerne einmal einladen, in aller Ruhe Ihren gegenwärtigen Zustand zu überprüfen ... um ihn für sich genau zu beschreiben oder zu analysieren ... ich weiß nicht, ob Sie die Geschichte von Goethe kennen ... aber bekannt ist, dass Goethe unter Höhenangst litt ... immer wenn er mit seinen Augen in die Tiefe blicken muss-

Pacing

Leichte Konfusion zur Auflockerung der Gedanken

Paradoxe Aufforderung (Angst und Ruhe sind nicht kompatibel)

Positives stellvertretendes Beispiel

te, dann wurden seine Knie ganz weich ... der Körper zitterte und Schweißperlen traten auf seine Stirn ... vielleicht wissen Sie ja, wie dieser Mann mit seiner Angst umging ... ich werde es Ihnen erzählen, egal ob Sie es schon wissen oder nicht ... Goethe suchte Situationen auf, die ihm Angst bereiteten ... das heißt, er stieg auf Kirchtürme, Felsen oder hohe Bauwerke und schaute hinunter ... das machte er natürlich, klug wie er war, mit System ... er suchte sich zuerst kleinere Türme oder Gebäude, um sich langsam an diese geringeren Höhen zu gewöhnen ... dabei stellte er schnell fest, dass die unangenehmen Gefühle sich deutlich veränderten ... ich weiß nicht genau, ob Sie das kennen, wenn Sie auf einem hohen Turm stehen und nach unten schauen ... wenn man gesichert ist, ist das für viele Menschen kein großes Problem, aber wenn man nicht gesichert ist, dann ist das etwas vollkommen anderes ... so, als würden Sie an einer Felskante stehen und senkrecht, sagen wir, 100 Meter nach unten schauen ... obwohl Sie genau wissen, dass es windstill ist, werden Sie vermutlich ein mulmiges Gefühl entwickeln ... aber haben Sie dieses Gefühl auch bei einem Meter Höhe? ... oder bei zwei Metern? ... wann genau fängt ein Gefühl an, mulmig zu werden? ... ich kann Ihnen das auch nicht genau sagen ... Goethe jedenfalls stieg immer höher und höher und stellte dabei fest, dass sich sein mulmiges Gefühl stark veränderte ... es schwächte sich ab ... er hatte für sich einen guten Weg gefunden, seine Angst zu verwandeln ... manchmal ist das viel leichter, als man vermutet ... wenn man über seine eigenen Gefühle nachdenkt, ist das meist schon der erste Schritt zu einer spürbaren Veränderung ... probieren Sie das doch einmal hier auf diesem Stuhl aus, wenn Sie diese Gedanken lohnenswert finden ...

Differenzierung

Anregung sich offen mit Gefühlen zu beschäftigen

IN DER TISCHLERWERKSTATT

... in der letzten Woche – als das Wetter so schön war, die Sonne schien –, ich hatte am Nachmittag auch noch frei, da hab ich mich ganz spontan entschlossen, meinen Bruder doch mal zu besuchen ... mein Bruder ist Tischler und hat eine eigene Werkstatt in einem Dorf, und ich habe ihn eigentlich noch nie in seiner Werkstatt besucht. So fuhr ich los, durch das Land, durch Felder an Wiesen vorbei, hin zu dem Dorf, in dem mein Bruder wohnt und arbeitet. Ich hatte Glück, mein Bruder war gerade in seiner Werkstatt am Arbeiten, er war dabei einen alten, modrig riechenden Schrank aufzuarbeiten. Als ich diese Werkstatt betrat, lag altes Holz rum, Späne, auch frisches schönes Holz, aber auch die alten Möbelstücke, die da so rumstanden, die rochen doch etwas muffig und die Geräusche, die ich dort hörte, dieses Sägen, war manchmal ganz schön laut. Mein Bruder war ganz vorsichtig, damit er die Schranktür auch ordentlich bearbeitet und nicht kaputt macht – er setzte immer wieder für kurze Zeit die Säge an, setzte sie ab, und damit auch nichts von den Spänen, die dabei fielen – auf das gute Möbelstück fielen – wurden diese Späne abgesaugt – das macht ein pfeifendes, schrilles Geräusch, das Absaugen. Aber so schaffte er es, dass keiner von den Spänen auf die wunderschöne alte Tür fiel. Immer wieder ganz vorsichtig, ganz zart mit seiner Säge, arbeitete er ein bisschen, machte eine Pause, kontrollierte noch mal alles ganz genau, bis er es dann endlich schaffte, die Tür in diesen wunderschönen Zustand zu bringen, so dass Sie sich wieder gut schloss und gut aussah. Mein Bruder war ganz stolz auf seine Arbeit – er legte die Säge zur Seite und begrüßte mich dann ...

DER GOURMET

... gestatten Sie es sich in aller Ruhe, so aufgeregt wie nötig sein zu dürfen ... es gibt wirklich viele Gründe, die dagegensprechen, dass Sie hier auf diesem Stuhl in angenehmer Ruhe die nächste Zeit verbringen werden ... ich liege auch nicht gerne auf diesem Stuhl ... und bin immer wieder froh, wenn ich diesen Stuhl verlassen kann ... aber tief in Ihrem Inneren wissen Sie, dass es eigentlich keine Alternative gibt ... da bin ich mir sicher ... sehen Sie, Sie sind jetzt hier, und wenn Sie wollen, dann können wir etwas Neues ausprobieren, genau so wie ein Gourmet in einem feinen Restaurant sitzt und sich was zu Essen bestellt und sich das richtig auf der Zunge zergehen lässt ... genau so können Sie heute die Sitzung genießen und sich das, was Ihnen Spaß macht, auf der Zunge zergehen lassen ... ein Gourmet würde niemals irgendwann was bestellen, was er nicht essen will, das würde er verweigern. Und warum sollten Sie, ausgerechnet heute Ihre Aufmerksamkeit auf die Zahnbehandlung oder auf Sachen lenken, die Sie nicht gern wollen? Denken Sie mal, wenn Sie wollen, darüber nach ...

IM TUNNEL

... ich möchte dazu eine kleine Geschichte erzählen. Als wir einmal mit der Familie in Urlaub fuhren, haben wir uns entschieden, mit dem Zug zu fahren. Die ganze Familie war in freudiger Erwartung. Die Kinder lieben es, mit dem Zug zu fahren, weil sie dann schön spielen können. Wir nehmen dann ein Picknick mit, was zu essen, und es ist so, dass die Reise schon mit der Zugfahrt beginnt ... ein wunderschöner Tag, die Sonne schien durch das Zugfenster. Wir saßen alle da und kaum waren wir eingestiegen, wollte schon der Erste was zu essen haben. Er wollte Saft, wir haben Kaffee getrunken, und es war richtig schön gemütlich. Wir fuhren durch eine herrliche Landschaft, und hin und wieder kam ein Tunnel. Beim zweiten Tunnel ging auf einmal das Licht aus ... der Zug fuhr ein bisschen langsamer – es dauerte ein paar Minuten. Schon wurde es ein bisschen unruhig im Zug. Viele gingen zu den Fenstern und guckten, was los ist, andere klopften an die Fenster, und auf einmal hielt der Zug. Die meisten Passagiere wussten nicht, was das sollte, einige schliefen in den Abteilen. Wir haben die Gelegenheit genutzt, Geschichten zu erzählen, aber einige trommelten auch an den Fenstern und wollten die Türen öffnen. Dann kam über Lautsprecher die Nachricht, dass ein Passagier die Notbremse gezogen hat, wahrscheinlich, weil er Angst hatte und raus wollte, und dass sich die Passagiere keine Sorgen machen sollten, es ginge gleich weiter. Und so war es auch. Wir fuhren weiter und am nächsten Tunnel war alles ganz normal, das Licht blieb an. Die Leute waren ganz ruhig. Es war trotzdem eine etwas angespannte Stimmung in dem Zug, weil man nicht wissen konnte, wie es weiter geht. Aber es ging gut und als wir ankamen, wollten einige wieder ganz schnell aus dem Zug heraus, weil sie Angst hatten, und als unser kleiner Florian das sah, sagte er: »Einige haben es immer besonders eilig, aber wir kommen auch ans Ziel.« ...

KAMPENWAND

... natürlich ist ein Schuss Aufregung vollkommen normal auf diesem Stuhl, auf dem Sie gerade sitzen, oder sagen wir liegen ... da würde es mir auch nicht anders gehen ... lassen Sie mich Ihnen erzählen, was ich vor einiger Zeit erlebt habe ... ich gehe gerne in die Berge, habe vor kurzem an der Kampenwand meinen ersten Vierer gemacht ... aber Sie glauben nicht, wie viel Angst ich gehabt habe ... Als ich unten gestanden bin und hinaufgesehen habe, haben mir meine Knie geschlottert. Aber ich habe gewusst, dass meine beiden Freunde, Hans und Sepp, super Bergsteiger sind, die unwahrscheinlich gut sichern können. Und außerdem haben wir eine Ausrüstung, da kann ja gar nichts schief gehen. Am Anfang habe ich natürlich ganz schön gezittert, als ich hineingestiegen bin. So ungefähr wie Sie jetzt auch ein bisschen zittern bei mir auf den Stuhl, aber es ist ähnlich wie mit meinen beiden Freunden.

Die Helferin, die Michaela und ich, wir sind auch dabei und da kann Ihnen gar nichts passieren. Zum Schluss, als wir oben waren, war es einfach ein super Erlebnis und ich fühlte mich besonders gut ... und wir machen das auch bei Ihnen genauso, wie wir durch die Wand gestiegen sind ... ich glaube, dass ist in Ordnung für Sie, oder? ...

ABGESEILT

... manchmal wird einem schwindlig, ganz plötzlich, und dann ist es einem ganz anders zu Mute ... ich muss Ihnen gestehen, dass ich in einigen Situationen auch nicht ganz schwindelfrei bin. Ich war bei der Militärausbildung, da gab es – ich kann mich noch genau erinnern – die Beförderung, die erste Beförderung, wo alle ganz stolz waren, dass sie den ersten Stern bekommen haben ... am nächsten Tag war Alpinausbildung und alle fuhren schon mit einem mulmigen Gefühl oben auf dem Lastwagen zum Steinbruch ... eines der Themen war, dass man sich abseilt. Ich bin da oben gestanden und einer nach dem anderen hat sich im Hintergrund gehalten, aber dann kommt der Moment, wo man einfach dran kommt, das ist unvermeidlich. Ich habe das Seil um die Brust gelegt und der Abgrund war hinter mir ... im ersten Moment da geht's eigentlich sehr gut – da ist man entspannt beim Runterseilen, man kommt schließlich in seinen eigenen Rhythmus hinein. Wer sich einmal beim Bergsteigen abgeseilt hat, weiß, wie das ist. Das geht so schrittweise runter, das ist eigentlich ein sehr angenehmes Gefühl und je weiter man rutscht, desto sicherer fühlt man sich und desto mehr Vertrauen bekommt man zu sich. Man fühlt dann die Bestätigung, dass man eigentlich kein Feigling ist, und dass das ein grandioses Erlebnis ist ... kennen Sie auch solche Erlebnisse? ... wahrscheinlich kennt jeder so etwas, oder? ...

DER KINDERGARTEN

... wissen Sie, wenn ich Sie da so sehe, wie Sie sich so ein bisschen fürchten, da fällt mir folgendes ein: Als ich ein 4 Jahre altes Mädchen war, da sind wir von der Stadt aufs Land übergesiedelt. Eigentlich war ich schon in dem Alter, da sollte ich in den Kindergarten gehen. Ich habe so langsam Freunde dort gewonnen, die waren all schon im Kindergarten, aber ich wollte nicht so richtig. Da hat mich mein Vater ganz trickreich überredet und ist mit mir in die Nähe von der Straße gegangen, wo der Kindergarten war. Ich wusste, dass er dort ist und wollte dort eigentlich nicht hin. Aber er hat mich an der Hand genommen, und wir sind dort Tag für Tag hingegangen; auf dem Weg dorthin sind wir an einer Bäckerei vorbeigekommen und jedes Mal, wenn ich dort näher hingegangen bin, hat mir mein Vater einen guten Polsterzipf gekauft – ich weiß nicht, ob Sie das kennen: das ist ein Blätterteig mit Marmelade drinnen – und das hat mir irrsinnig gut geschmeckt. Am nächsten Tag habe ich mich wieder auf den Spaziergang, hin zu dem Kindergarten, gefreut, weil ich wieder einen Polsterzipf bekomme. Ein paar Tage später sind wir sogar in die Gasse, in der der Kindergarten war, hineingegangen. Da sah ich eine große Maschine, einen Presslufthammer, und eine aufgerissene Gasse, und ich dachte mir: Was macht die denn? Und dann hab ich mich ganz langsam hingetraut und sah: Die legen dort eine Wasserleitung rein – in dem Moment kommt der Presslufthammer in die Wasserleitung und alles war voller Wasser ... einfach überschwemmt. Es war für mich ein ganz tolles Erlebnis zu sehen, wie es aussieht, wenn das Wasser herausschießt. Bis zum Kindergarten sind wir dann nicht mehr gekommen, weil mein Vater sagte: »Weißt du was, dort ist alles so dreckig, alles ist überschwemmt. Jetzt gehen wir am besten in ein Schuhgeschäft und kaufen ein paar Gummistiefel.« Wie wir in das Geschäft gehen, da stank es so nach Leder, das kann ich heute noch riechen. Dann haben wir diese Gummistiefel gekauft und sind zu zweit in Richtung Kindergarten marschiert, und da habe ich schon einmal das Haus gesehen und gedacht: Na, so schrecklich schaut das Haus überhaupt nicht aus. Wissen Sie, die älteren Geschwister erzählen einem immer so Horrorgeschichten, die Schwester hat erzählt, dass das dort so schlimm ist. Als ich das Haus gesehen habe, da dachte ich, das kann gar nicht so tragisch sein. Wir sind die ganze Gasse entlang gelaufen – ich habe mir den Kindergarten ganz genau angeschaut; auf dem Rückweg habe ich wieder den Polsterzipf bekommen, es hat herrlich geschmeckt. Das wird jeden Tag frisch gebacken und schmeckte so wunderbar! Einen Tag später ist mein Vater wieder dorthin gegangen und hat gesagt: »Jetzt schauen wir mal die Stiegen an.« Das Haus war so schön gelb angemalt und ich habe die Türe aufgemacht und auf einmal schaut mir gar keine Hexe entgegen, so wie ich es erwartet hatte, sondern eine sehr liebe, dicke Schwester – es war nämlich ein geistlicher Kindergarten – die hat mich angelacht, und mir ihre warme Hand entgegengestreckt, die so schön weich war, und hat gemeint, ich soll hereinkommen. Dann habe ich viele Kinder gesehen, und das viele Spielzeug und gedacht, das kann ich eigentlich mal probieren. Seither bin ich begeistert in den Kindergarten gegangen und habe viele Freunde dort gewonnen und erinnere mich ganz gerne zurück und habe festgestellt, dass es gar nicht so schrecklich war, wie ich mir vorher gedacht hatte ...

SPRUNG ÜBER DEN EIGENEN SCHATTEN

... manchmal überkommen einen Gefühle, die kann man gar nicht richtig zuordnen ... und trotzdem muss man sich diesen Gefühlen irgendwie stellen ... da erinnere ich mich an ein außergewöhnliches Erlebnis, das mir widerfuhr ... es war Herbst ... da bin ich abends nach Hause gegangen, es wurde schon früh dunkel. Mich überholte ein Moped mit einem Beifahrer und ich sah nur noch, wie das Moped nach 150 Metern zur Seite fiel und ein paar Funken aufflogen ... dann war es still ... ich lief näher heran und sah Fahrer und Beifahrer. Der Beifahrer war eine junge Frau, die leblos im Gras lag. Gott sein Dank war der Fahrer nur leicht verletzt, so dass er ansprechbar war und sich um die verletzte Frau kümmern konnte ... es war außerhalb der Stadt und weit und breit kein Haus und kein anderer Mensch zu sehen. Das nächste Haus, das mir einfiel, gehörte einem Arzt und wurde von einem Hund bewacht ... diesen Hund kannte ich flüchtig, das war, so glaube ich, ein Jagdhund und mit denen ist nicht zu spaßen. Wenn so ein Hund bei der Jagd keine Beute findet, dann jagt er schon mal einen Treiber, Sie wissen, wie ich das meine ... aber mir blieb nichts anderes übrig, ich musste den Leuten ja helfen. Ich habe mir dann einen Stein genommen, ich hatte allerdings höllische Angst dabei. Dann riss ich mich zusammen und ging auf den Hof mit dem Gedanken, dass, wenn ein Hund merkt, dass man Angst hat, dann hat man eigentlich schon verloren. Prompt kam der Hund. Aber ich hatte ja meinen Stein fest in der Hand und bin dann ganz langsam auf diesen Hund zu und habe so getan, als würde ich dazugehören ... der Hund ließ mich vorbei und tief in mir spürte ich ein Gefühl von Spannung und Stolz ... ich kam dann an die Klingel und konnte den Arzt verständigen ... manchmal im Leben muss man einfach einmal über seinen eigenen Schatten springen, dachte ich so bei mir ...

OKTOBERFEST

... ich war kürzlich wieder einmal auf dem Oktoberfest und als ich da hinkam ... die Lichter vor mir blinken und die vielen Menschen und der Geruch ... die gebrannten Mandeln in der Nase hatte und die Zuckerwatte vor mir am Stand sah, da blieb mir wieder mal der Mund offen stehen. Dann ging ich ein Stück weiter, dann kam ich an das Magic Karussell. Da hab ich mir gedacht, da könnte ich eigentlich mitfahren. Dann habe ich mich in das Karussell gesetzt und im Hintergrund dröhnte die Technomusik, und das Karussell fing langsam an loszufahren ... wurde immer schneller und dann pfiff mir der Wind um die Ohren und die Haare flogen mir im Gesicht rum ... das war ein ganz tolles Gefühl diese Geschwindigkeit und dieses Pfeifen bei der Drehbewegung. Allmählich ging das Karussell dann wieder runter und ich bin ein Stück weitergegangen. Dann kam ich an die Achterbahn. An der Achterbahn musste ich lange anstehen ... aber als ich dann dran war, setzte ich mich in meinen Wagen und dann ging's hoch und das rumpelt ja so, wenn die Ketten so an dem Wagen ziehen, um ihn in die Höhe zu bringen ... der Wagen rüttelte und mich schüttelte es ein bisschen, und ich war schon ganz gespannt, was passiert, wenn ich da ganz oben bin, denn ich weiß schon, da geht's dann wieder runter. Der Wagen wurde immer weiter und immer höher nach oben gezogen und dann gab's noch eine Kurve. Als er dann ganz oben war, dann kam dieses tolle Gefühl wieder, wenn der Wagen sich dann in die Tiefe stürzt, und zum Schluss war die Fahrt vorbei, und ich war ganz froh und glücklich ...

Zahnextraktion bei Erwachsenen

DER KORKENZIEHER

... wenn man einen Zahn ziehen will, quietscht das manchmal ganz schön. Wissen Sie, woran mich das erinnert? Ich war gestern Abend bei Freunden eingeladen, und da ging der Fabian in den Keller und sagt: Ich habe jetzt etwas ganz besonderes für euch. Dann kommt er mit einer alten, verstaubten Flasche Rotwein an und setzt sich neben mich und hat dann auch noch so einen uralten Korkenzieher, so eine Wurzelknolle, in der Hand ... und dann dreht er das Ding und das quietscht ganz furchtbar. Und dann dreht er es in den Korken rein und versucht ihn ganz vorsichtig rauszuholen. Dann ist der Korken ihm mittendrin auch noch abgebrochen, und das bröselt. Was machen wir denn nun, wir wollen ja den schönen Wein trinken. Dann dreht er den Korkenzieher ganz vorsichtig rein und irgendwann kommt er ganz raus und dann haben wir's uns mit der Flasche Wein gut gehen lassen ...

AUFZIEHENDES GEWITTER

... Ich möchte heute bei Ihnen einen Zahn ziehen und Sie haben bestimmt schon einmal ein Gewitter erlebt. Die Vorboten des Gewitters sind Sturm, die Wolken verdunkeln sich, es entwickelt sich ein Unruhegefühl, eventuell auch etwas Angst ... und während Sie jetzt vielleicht die Augen schon schließen, meiner Stimme zuhören und ich mit dem Mundspiegel ganz langsam die Wange abhebe, stellen Sie sich vor, dass es hier oft bei schwülem Wetter Mückenschwärme gibt; und eine kleine Mücke piekst gerade eben mal rein, vielleicht noch einmal. Das Gewitter geht ganz langsam weiter, die Wolken ziehen auf, sie türmen sich und jetzt bricht ein Sturm los ... Sie hören die Geräusche und Sie stellen sich vor, dass ein großer mächtiger Baum, der aber schon abgestorben ist, so wie Ihr Zahn, dass dieser Baum jetzt von dem Wind erfasst wird, wie der Wind in den Wurzeln knackt, wie es in den Ästen knirscht .... Sie spüren, wie die Erde vielleicht beben kann, und ich hier etwas nachhelfen muss und wie Sie endlich das Gefühl haben, dass dieser Zahn, gleich der Wurzel aus dem Erdboden, herausgerissen wird, und ich jetzt hier diesen Zahn in der Hand halte ... und Sie können ganz tief einatmen und wieder ausatmen und noch einmal in sich hineinspüren, hineinhorchen und dann ganz langsam die Augen öffnen und wissen, dass jetzt wieder eine ganz klare, reine Luft vorherrscht, dass das Gewitter vorbeigezogen ist und Sie ebenfalls von Ihrem Zahn befreit hat, und dass die Behandlung abgeschlossen ist ...

Spritzenangst bei Erwachsenen

SCHNEESTURM

... stellen Sie sich vor, was mir letzte Woche passiert ist. Ich ging mit Freunden wandern – ich hab eine ganz tolle Hütte auf einem Berg empfohlen bekommen und das war eben unser Ziel – wir haben uns bei schönem Wetter auf den Weg gemacht. Auf einmal sind dunkle Wolken aufgezogen, Wind setzte ein, es hat zu regnen angefangen und aus diesem Regen wurde ein Schneesturm ... wir waren total durchnässt und uns war eiskalt und diese Eiskristalle sind auf unser Gesicht geprasselt und haben uns einen stechenden brennenden Schmerz versetzt. Wir haben uns überlegt, sollen wir weiter gehen oder umkehren ... und wie es im Leben halt so ist, haben sich manche dafür und manche dagegen entschieden. Wir sind dann aber trotzdem weitergegangen, das Ziel vor Augen – und haben eben diesen Weg auf uns genommen und haben dann schon von der Ferne die Hütte gesehen, die hell erleuchteten Fenster und den Rauch aufsteigen. Wir haben unsere Schritte beschleunigt, sind gelaufen, haben die Türe aufgemacht und haben das Lachen und Johlen gehört, die Wärme schlug uns ins Gesicht und wir haben auch den Geruch von Essen und Getränken gerochen ... wir waren froh, dass wir diesen Weg auf uns genommen haben, weil es ein ganz lustiger Abend geworden ist ...

DIE WAND

... gestern bin ich Richtung Martinswand rausgefahren – es ist schon unglaublich, was sich manche Leute trauen ... da steht einer dort bei der Wand. Ich denke mir: Was hat der eigentlich vor? Und habe mir gedacht: Ich muss mal schauen, was der dort tut! Der hatte einen Karabiner, und den hat er sich an seinen Gürtel drangemacht ... wahrscheinlich will er auf die Wand steigen. Den Karabiner hat er eingehakt: es machte klack, klack, und dann ging er zur Wand hin und schaute die Wand hoch. Als er so hochschaute, da blieb ihm der Mund offen, weil das fast schon überhängend war, wo er hochklettern wollte ... dann sah ich, dass er einen Hammer hatte, womit er einen Haken reinklopfte ... und das hämmerte ganz schön. Je weiter er ihn reinhaute, umso höher ist der Dorn geworden von dem Haken, den er reinschlug. Das liegt wahrscheinlich am Druck, der da entsteht, dass sich der Dorn so komisch ändert. Dann vergewisserte er sich, ob alles passte, schaute noch einmal hoch, und wie er den Haken einhing, war er sich eigentlich ganz sicher, dass alles problemlos geht. Dann kletterte er hoch wie ein Wiesel, es war einfach phänomenal ...

DIE RENOVIERUNG

... wissen Sie, das erinnert mich ja daran, wie wir neulich bei meiner Schwiegermutter renoviert haben. Kennen Sie das, so alte Leute ... 5 mal Tapete übereinandergeklebt. Da haben wir dann die Tapete abgerubbelt, wollten noch alles vorbereiten und da war die Wand so richtig schön durchlöchert: vierzigtausend Dübel. Hier noch ein Dübel und da noch ein Nagel drin. Also, was soll's – ran. Die Kinder mussten mithelfen und fingen nun an, die Nägel rauszumachen und rauszuziehen. Der bricht natürlich ab, lassen wir ihn drunter, fängt's an zu rosten, dann ärgert man sich, wenn man alles neu macht, und irgendwann ist die Schönheit dahin. Also Zange holen, lockern, mein Großer war schon dabei, den anderen Dübel zu lockern, wir mussten das richtig mit dem Schraubenzieher machen und da bröckelt nebenan der Putz ab ... langsam fängt der Schweiß an zu rinnen, man ist schon so richtig k.o. und denkt: Hoffentlich haben wir den bald raus. Und müht sich und macht und drückt und hebelt, versucht zwischendurch mal Luft zu holen, mal einen Schluck zu trinken, um die trockene Kehle zu beruhigen und endlich mit einem Ruck, wenn ich dann soweit bin, kommt das Ding raus. Und jetzt kommt eigentlich die schönere Sache, jetzt nehmen wir nur noch ein bisschen Dübelmasse, machen das alles schön glatt und kleben die neue Tapete drüber, und dann ist die ganze Sache behoben, und wir haben wieder alles in Ordnung, und es hält eine Weile ...

IM ROSENGARTEN

... ich will Ihnen nichts vormachen, denn Sie wissen ja genau, dass für die kommende Behandlung eine Spritze notwendig ist ... und ein Spritze piekst manchmal ein wenig, das weiß wirklich jedes Kind ... aber ich bin mir sicher, dass Sie diese Empfindungen in Ihrem Leben kennen, ohne dass Sie dabei ängstlich waren ... solche Situationen kenne ich auch ...ich war beispielsweise vor ein paar Tagen in meinem großen Garten und habe nach den Rosenpflanzen gesehen, die ich im Garten verteilt habe, die jetzt 6 Wochen geblüht haben ... aber mittlerweile große Knospen ansetzten, so dass die alten Blüten entfernt werden müssen, um neue Blüten zu ermöglichen. Ich habe aus diesem Grund die verblühten Knospen abgeschnitten. Aber da ich häufig auf Handschuhe verzichte, habe ich mich ganz kräftig in den Daumen gestochen. Das gab einen kurzen stechenden Schmerz ...aber bevor mir dieser Schmerz überhaupt bewusst wurde, war er schon wieder weg ... das ging alles so schnell, dass ich keine Zeit zum Überlegen hatte ... Sachen gibt es, sage ich Ihnen ...

DER FAKIR

... es gibt Leute, die außergewöhnliche Dinge vollbringen. Und die können ihre körperlichen Vorgänge beeinflussen, z.B. Taucher, die können ganz lange die Luft anhalten und in große Tiefen vordringen, auch ohne Sauerstoffgerät. Oder es gibt Leute, die ihren Herzschlag kontrollieren können, Fakire z.B. Und vor kurzem konnte ich mich selber mal davon überzeugen, was so ein Fakir alles leisten kann ... und derjenige – das war auf einer Messe in Stuttgart, »Show And Event« hieß die – der wollte einen Weltrekord aufstellen, der steckte sich einen Degen durch die Brust, hängte sich an dem Degen an einen Autokran und wurde hochgezogen in die Luft ... und ich dachte immer: Der muss ja Schmerzen haben, das muss ja wahnsinnig weh tun, aber im Gesicht wirkte der ganz entspannt und sehr beherrscht und konzentriert. Und dann drehte sich der Autokran um die eigene Achse, das ging dann fünf Minuten, zehn Minuten und ich hab überlegt: Wie hält ein Mensch das aus? Aber sein Gesicht spiegelte eher Ruhe und Gelassenheit, und zu meiner Überraschung komischerweise auch Entspannung. Und er kam dann runter und zog den Degen aus seiner Brust und die Wunde blutete kaum, und er verbeugte sich noch vor allen, und ich fragte ihn nachher, wie er das denn gemacht hat, keine Schmerzen zu fühlen und so etwas auszuhalten. Und seine Antwort war einfach: üben, üben, üben ...

RÖSLEIN, RÖSLEIN, RÖSLEIN ROT ...

... ich ging vor ein paar Tagen in einer ländlichen Umgebung mit Einfamilienhäusern und wunderschönen Gärten spazieren. An einem Garten musste ich einfach stehen bleiben, denn in diesem Garten standen so wunderschöne Rosen. Ich bin stehen geblieben und habe mir diese Rosen betrachtet. Der Hausbesitzer kam aus dem Haus und wunderte sich, warum ich am Gartentor stehen bleibe und in seinen Garten schau, und wir sind so locker ins Gespräch gekommen und ich habe mich also sehr lobend über seine wunderschönen Rosengärten ausgesprochen ... wir haben so geplaudert und plötzlich ging er und schnitt mir eine Rose ab, die ich besonders bewundert habe. Sie hatte eine wunderschöne, lichtgelbe Farbe, einen leicht rosafarbenen Rand und der Gartenbesitzer sagte ganz stolz, das sei eine Gloria D. Und er reichte mir die Rose, und ich griff zu und schaute nur auf diese Blüte und auf einmal merkte ich, diese Blume hat ja nicht nur diese Blüte, sondern auch ein paar Stacheln. Und ich hatte mich gleich ganz zart gepiekst. Aber das war nicht so schlimm, ich habe es gar nicht so empfunden, weil das oft im Leben so ist, dass etwas Schönes auch einen kleinen Stachel hat ... und man kann da schnell drüber hinwegsehen. Und ich freute mich den ganzen Tag an dieser Rose und stellte sie abends neben mein Bett und betrachtete sie zum Schluss und schlief darüber ein ... da kamen mir wunderschöne Bilder, und ich musste an das Märchen von Dornröschen denken. Dornröschen hatte sich auch einmal kurz gepiekst und fiel in einen wunderschönen Schlaf. Und ich fiel auch in einen ganz tiefen, wunderbar erholsamen Schlaf – und ich sah eine riesen Rosenhecke und dachte, wie schön das sein muss – Dornröschen mit dem ganzen Hofstaat – schlafen und schlafen und wunderbar erholt so lange zu ruhen und sich zu entspannen – ich habe in dieser Nacht besonders gut geschlafen und bin morgens froh und munter wieder aufgewacht. Mein erster Blick fiel auf diese Rose und ich dachte: Wie wunderschön ist es auf dieser Erde, die diese wunderbaren Pflanzen hervorbringt, und ich war den ganzen Tag fröhlich ...

IM TANNENWALD

... na ja, nach so einem anstrengenden Arbeitstag bin ich mal sehr unruhig gewesen und habe mir auch viele Gedanken gemacht. Da kam ich auf die Idee, etwas zu entspannen und in den Wald zu gehen. Ich ging in den Wald, ich hörte die Vögel zwitschern, ich hörte den Specht am Baum und ging immer tiefer und tiefer in den Wald ... auf einmal stellte ich fest, der Laubwald war kein Laubwald mehr, sondern es war ein Nadelwald. Der Nadelwald wurde immer dichter um mich, und ich überlegte mir: Was machst du nun, gehst du jetzt durch den Wald oder gehst du wieder zurück ... da dachte ich mir: Na ja, jetzt gehst du erst einmal durch und schaust dir das so an, wie die Tannennadeln aussehen. Die Tannennadeln waren gar nicht so spitz, und ich dachte mir, da müsste man durchkommen. Ich schaute sie mir an, fühlte sie, und ging immer tiefer rein ... die Nadeln verletzten mich aber gar nicht, man spürte sie zwar etwas, aber es war gar nicht so unangenehm. Auf einmal kam ich auf eine Lichtung. Auf dieser Lichtung dachte ich noch einmal über dieses Erlebnis in diesem Wald nach und mir wurde sehr wohlig, und ich wurde auch etwas müde ...

Zähneknirschen

RUHENDE GEDANKENFÄDEN

... ich weiß nicht genau, was Ihre Zähne mir sagen würden, wenn sie sprechen könnten, aber ich vermute, dass sie mir eine Menge Dinge zu sagen hätten, die Ihnen wahrscheinlich nicht behagen würden ... denn wenn Ihre Zähne so sehr, sogar auch nachts, arbeiten müssen, dann kann ich mir vorstellen, dass im und um den Mund herum kaum Ruhe herrscht ... und man vielleicht sogar das Knirschen in einer ruhigen Mondnacht deutlich hören kann ... es

Hinführen zum Problem

Assoziative Anreicherung

Sinnbild Qualle mit Gedankenfäden

Beispiel für »Auf-die-Zähne-beißen«

Aktivierung von Ressourcen (Gedanken ordnen)

Positiver Ausblick

gibt viele Möglichkeiten, auf welche Weise man Knirschen hören kann ... zum Beispiel knirscht es, wenn Sand in ein Getriebe gerät ... das klingt nicht gerade schön, oder? ... es knirscht, wenn man auf einer Holztreppe nach oben oder nach unten steigt ... es knirscht, wenn Sie, ohne es zu wissen, ungeputzten Salat essen, und der Sand zwischen Ihren Zähnen reibt ... sehr unangenehm, ich glaube, dass dieses Gefühl jeder kennt ... aber manchmal können auch Gedanken knirschen ... Gedanken oder Vorstellungen, die noch keine feste Verankerung in der inneren Vorstellungswelt Ihrer selbst gefunden haben ... stellen Sie sich einmal vor wie das aussehen würde, wenn jeder Gedanke, so wie eine Qualle, lange Fäden an der Seite hätte ... und diese langen Fäden sind mit der Muskulatur verbunden, mit der Muskulatur, die auch für die Bewegungen der Zähne verantwortlich ist ... kennen Sie nicht Situationen, in denen Sie eigentlich etwas sagen wollen, es aber doch nicht machen, weil Sie sich nicht so recht trauen? Bestimmt kennen Sie solche Situationen, denn jeder kennt solche Situationen, oder? ... dann passiert etwas Seltsames ... der Gedanke, der das Aussprechen verhindert, wirft seine Fäden so aus, dass die Muskulatur um den Mund herum wie gelähmt ist ... von außen sieht das dann so aus, als ob Sie auf die Zähne beißen ... als ob irgendetwas nicht herauskommen dürfte ... manche dieser Gedanken werfen ihre Fäden auch nachts aus, so, als würden sie direkt die Muskulatur ihres Kiefers umspinnen, wie eine Spinne ... dann ziehen sich die Fäden zusammen und die Folge ist, dass sogar nachts der Kiefer verspannt ist und die Zähne aufeinander drücken und es knirscht ... Ihre Zähne können freilich nichts dafür, auch nicht die Muskeln, die für die Bewegungen verantwortlich sind ... verantwortlich sind die Gedanken in Ihrer Vorstellungswelt, die noch keinen festen Platz gefunden haben und nachts mit Hochdruck arbeiten ... wie wäre es wohl, wenn Sie damit beginnen würden diese Gedanken auf ihre Weise sich selber ordnen zu lassen ... so dass es eben keinen Grund mehr geben muss, dass ein Teil dieser Gedanken sich nachts auf eine zerstörerische Weise äußert ... so dass die Gedankenfäden nachts zur Ruhe kommen dürfen und sich nicht zusammenziehen müssen, sondern leicht und luftig sich den Traumwellen übergeben dürfen ... wie würde sich das wohl anfühlen? ... wenn sich die Gedanken, die heimatlos im Geflecht Ihrer Vorstellungen herumgeistern, einen festen, passenden Platz zugeordnet bekommen ... ich glaube, dass dann kein Grund mehr dazu besteht, dass diese Gedanken sich nachts aufmachen müssen, denn wenn man seinen Platz gefunden hat, dann weiß man ja auch, wann die richtige Zeit zum Ausruhen ist ... eben wenn es dunkel wird und der Organismus sich nach einem erholsamen Schlaf sehnt ... denken Sie mal, wenn Sie wollen, in aller Ruhe darüber nach ...

DER KIESELSTEIN

... und während Sie sich darauf vorbereiten, Ihren Gedanken und Vorstellungen einen maximalen Entfaltungsraum anzubieten ... können Sie daran denken, was Ihre Zähne und die damit zusammenhängende Muskulatur nachts so alles machen ... irgendwie verspannt sich die Muskulatur und die Zähne beginnen damit aufeinander zu beißen ... so, als würden Sie etwas durchkauen ... etwas, das offenbar unsichtbar ist ... aber dennoch gespürt wird ... und ob Ihre Zähne den Grund kennen, weshalb sich die umgebende Muskulatur so anspannt, das kann ich auch nicht sagen ... aber dass es Ihren Zähnen nicht gut tut, das kann ich Ihnen sagen, und das wissen Sie auch ... denn eigentlich sollten Ihre Zähne erst dann aktiv werden, wenn sie wirklich etwas durchkauen müssen, um es dem Magen mundgerecht zuzuführen, dass ist die eigentliche Aufgabe Ihrer Zähne und gerade deshalb, weil sie tagsüber so viel zu tun haben ... sollten sie sich nachts ausruhen dürfen ... um Kräfte für den nächsten Tag zu sammeln ... stellen Sie sich einmal vor, Sie fahren mit einem Fahrrad auf einer Teerstraße ... und ganz unverhofft rutscht ein Kieselstein zwischen Felge und Bremsklotz Ihres Fahrrades ... wenn Sie weiter fahren, kann es sein, dass dieser Fremdkörper, der Kieselstein, schleifende Geräusche von sich gibt ... vielleicht hören Sie aber auch erst beim Bremsen die knirschenden Geräusche, die der Kieselstein von sich gibt, wenn er an der metallenen Felge schabt ... spätestens dann spüren Sie, dass etwas nicht ganz in Ordnung ist ... es knirscht und schabt laut und die Weiterfahrt scheint ernsthaft gefährdet zu sein ... wenn Sie nun nichts unternehmen, dann wird der Bremsklotz, auf den der Stein drückt, schnell abgenutzt und jedes Bremsmanöver wird zur Gefahrenquelle ... der Kieselstein gehört eben nicht zwischen Felge und Bremsklotz ... so wie bestimmte Gedanken nichts zwischen den Zähnen zu tun haben ... denn eine Kieselstein ist ein Fremdkörper, der sich nur verirrt hat ... aber es ist eben notwendig, diesen Fremdkörper zu orten, so dass er schnell zum richtigen Zeitpunkt entfernt werden kann ... sein Platz ist die Straße oder der Schotterweg oder auch eine Kiesgrube .... aber jedenfalls nicht der Platz zwischen Backe und Felge ... genauso wenig wie die Gedanken und

Allgemeine Statements über Zähneknirschen

Aufgabe der Zähne

Übergang zur Metapher »Kieselstein«

Symbolische Transformation

Andeuten einer Problembehebung

Vorstellungen, die sich zwischen die Zähne legen, hier am richtigen Platz sind ... denn es ist wichtig zu wissen, welche Stelle oder welchen Platz man bestimmten Gedanken oder Vorstellungen zuweist ... und wie wäre es wohl, wenn Sie jetzt damit beginnen, die Gedanken oder Vorstellungen auf eine Weise ordnen zu lassen, die es Ihren Zähnen erlaubt, ruhig durchschlafen zu können ... fangen Sie an, gleich jetzt und denken Sie einmal in aller Ruhe darüber nach, wenn Sie wollen ... denn wenn sich die Gedanken, die sich nachts ohne Ihr Zutun einfach selbstständig machen und sich um Ihre Zähne herum einen Ort suchen, dann wird auf Dauer auch Ihr Schlaf massiv gestört ... und gerade ein gesunder Schlaf ist doch heutzutage so enorm wichtig, oder ... also beginnen Sie damit, über diese Zusammenhänge einmal nachzudenken ...

Aktivieren von Ressourcen zur Veränderung

DAS HOLZHAUS

Ablenkung, Haus als Symbol des Innenlebens

Vor einigen Jahren kaufte ein Freund von mir ein wunderschönes Häuschen in der Toskana. Es war preislich ein richtiges Schnäppchen ,wie er mir sagte. Das Häuschen war aus Holz gebaut und hatte einen etwa 20 qm großen Aufenthaltsraum, in dem ein aus Stein gemauerter Kamin in der Mitte stand. Wenn er abends mit seiner Frau vor den flackernden Flammen saß, das Zischen der Holzscheite hörte und in ein Buch vertieft war, dann ging es ihm so richtig gut. Seine Gedanken waren von der Geschichte des Buches gefesselt und er hatte ein Gefühl tiefer Entspannung.

Nächtliche Störung, Knirschen

Es gab allerdings, und das seit vielen Jahren, ein nicht sehr angenehmes Geräusch in der Nacht. Dann nämlich, wenn er sich zu Bett legte und seine Augen schloss, wurde er des Öfteren von einem Knarren und Knirschen des Holzes aufgeweckt. Nachts sind die Temperaturen in der Toskana zuweilen sehr tief und das tagsüber aufgewärmte Holz kühlt dann stark ab. Dann knirscht es laut, manchmal kracht es sogar, so, als würde jemand mit einem Hammer auf das Holz schlagen. Das Haus schien selbstständig zu arbeiten und mein Freund hatte schon die Sorge, dass das Dach des Hauses Schaden nehmen könnte. Er hatte schon viel ausprobiert, um diese Geräusche zu vermindern, aber keiner seiner Einfälle und Ideen half so richtig. Das Knirschen des Holzes war manchmal so unangenehm, dass er nachts Spaziergänge unternahm, einfach deshalb, weil er nicht mehr einschlafen konnte.

Gefahr für die Gesundheit

Eines Tages klopfte es an seiner Tür und Antonio, ein etwa 60-jähriger Einheimischer, stand mit einer Flasche Wein vor seiner Tür. Antonio sagte, dass er vor vielen Jahren in diesem Haus gewohnt habe, und wollte noch einmal die Spuren seiner Vergangenheit aufnehmen. Mein Freund, der immer gastfreundlich war, bat ihn herein – Antonio öffnete die Flasche und beide ließen es sich bei reifen Oliven und Nüssen gut gehen. Die Zeit verging wie im Nu, mittlerweile war es schon dunkel geworden und das Feuer im Kamin glimmte so vor sich hin. Die Holzbalken des Hauses begannen zu knirschen, es knirschte an allen Ecken und Endes des Hauses. »Mama mia«, rief Antonio und deutete mit seinen Händen auf verschiedene Stellen an der Decke des Hauses. Er meinte, dass das Haus aus verschiedenen Hölzern gebaut sein, aus Hölzern, die sich bei Temperaturveränderungen unterschiedlich schnell ausdehnen und zusammenziehen. Antonio musste es wissen, denn er kam aus der Holzbranche – er baute selber Holzhäuser.

Fachmann = Zahnarzt, stellt Diagnose: falsche Bauweise

Kurze Zeit später ließ mein Freund sein Haus umbauen, die stark spannungefährdeten Holzteile wurden sorgfältig entfernt und durch anderes, weniger temperaturanfälliges Holz ersetzt. Dieser Umbau dauerte ein paar Wochen, doch es lohnte sich. Die spannungsgeladenen Hölzer lagerte er in seinem Keller bei einigermaßen konstanten Temperaturen, so dass er nachts seine Ruhe hatte und gut schlafen konnte.

Anbieten einer Lösung: Umschichten von psychischem Material

Denn wenn etwas spannungsgeladen des Nachts arbeitet, dann ist es wichtig, dafür zu sorgen, dass die Ursachen dessen so schnell wie möglich beseitigt wird, um seine Ruhe, seine nächtliche Ruhe zu haben. Denn wer ruhig und entspannt schläft, der kann den kommenden Tag auch ruhig und entspannt angehen, denn in der Ruhe liegt die Kraft, und das ist bestimmt, so glaube ich, keine Floskel.

Für innere Ruhe muss man etwas tun

Manchmal muss man innere Dinge auf eine Weise umsortieren, so dass sie Ihre Spannung verlieren und sich in Entspannung und Gelöstheit verwandeln. Umsortieren oder Umschichten – den richtigen Dingen den richtigen Platz zuordnen, ja das ist, glaube ich, wirklich wichtig.

SCHLITTENFAHRT

... kannst du dir vorstellen, dass du beim Schlittenfahren bist ... im tiefen Winter mit so richtig viel weichem Pulverschnee, wo das Schlittenfahren so richtig abgeht und richtig Spaß macht? ... und wenn dann die Sonne rauskommt und der Frühling so langsam den Schnee wegschmilzt und die Steine zum Vorschein kommen, wird das Schlittenfahren immer schwieriger – die Kufen knirschen und schaben dann über die Steine, das bremst, man stürzt und kommt nicht mehr vorwärts ... der Schnee ist teilweise braun und die Temperaturen auch nicht mehr so passend, es ist viel zu warm ... das Rodeln macht überhaupt keinen Spaß mehr. So ähnlich kannst du dir das auch beim Knirschen vorstellen, dass eigentlich die Zähne wie die Steine und die Kufen übereinander gleiten, und dass das viel besser geht, wenn was dazwischen ist, wenn du zum Beispiel etwas isst ... und wenn nichts dazwischen ist, dass dann deine Zähne das Recht haben, sich einfach bedingungslos auszuruhen ... weil es dann so ähnlich wie beim Schlittenfahren ohne Schnee ist, da geht doch nur der Schlitten kaputt und wenn du Pech hast, tust du dir auch noch weh ...

GERÖLL AM BACH

... Können Sie sich vorstellen, was für eine Gewalt das Wasser hat, wenn die unberechenbare Natur vom Himmel herunterfällt? ... ein Flussbett, das einen ganz harmonischen Lauf beschreibt, wenn die Natur in Ordnung ist, wo man bei klarer Sicht die Forellen beobachten kann ... als ich bei meinem letzten Spaziergang durch dieses Tal ging, wurde ich von einem Gewitter überrascht. Ich sah schon die Wolken am Himmel aufziehen. Es wurde immer dunkler und finsterer und schon regnete es – der Bach verwandelte sich in einen Fluss und die ganzen Steine und das Geröll vom Berg wurden mitgezogen und rieben aneinander. Es gab ein furchtbares Geräusch. Das ganze Geröll sammelte sich seitlich an dem übertretenden Bach und zum Glück haben wir Menschen uns Hilfe geschaffen, und haben an diesem Bach mehrere Staustufen gebaut, die ein Wärter bedient, der wesentlich schneller die Wetterlage beurteilt als ein Wanderer – er hat diese Schleusen rechtzeitig geöffnet, damit diese Steine nicht weiter aneinander reiben und das Flussbett nicht weiter geschädigt wird. Und so regelt die Natur mit Menschentechnik, dass wir von Naturkatastrophen nicht stärker betroffen werden und so überrascht werden, wie in einem spanischen Urlaubsort auf dem Campingplatz, wo etliche Leute verschüttet wurden ...

REIFENWECHSEL

... ich bin gestern mit meinem kleinen Fiat zur Autobahn gefahren von Frankfurt in Richtung Stuttgart. Es war ein ganz angenehmer Verkehr, ich hatte die Musik laufen – klassische Musik – und ich bin so 120 km ganz gleichmäßig gefahren, teilweise habe ich Laster überholt, bin aber nicht gerast. Eine angenehme Fahrt hatte ich. Da war irgendetwas eigenartig, komisch, ich habe einfach die Musik etwas lauter gemacht, um ein Nebengeräusch, das mich irritierte, abzudecken – dieses Geräusch hörte aber nicht auf ... ich hatte das Gefühl, die Fahrt wird immer unsicherer. Ich bin dann so ein bisschen ins Schleudern geraten und es fing an, so nach verbranntem Gummi zu riechen, und ich habe gemerkt, dass Autos hinter mir irgendwelche Hinweise mit der Lichthupe geben wollen. Ich habe es nicht ganz registriert, aber dieses Schlingern wurde stärker, und dann hatte ich tatsächlich das Gefühl, ich bin mit der Felge auf der Straße. Es ist nicht mehr die sichere Schicht vom luftgefüllten Reifen zwischen dem Auto und Straße. Da bin ich an den Rand gefahren ... der intensive Gummigeruch ist viel stärker gewesen als ich ausgestiegen bin, es hat geraucht und ich habe gesehen, dass die schützende Luftschicht nicht mehr vorhanden war; sprich, der Reifen war platt, und es blieb mir nichts anderes übrig, als den Reifen zu wechseln. Mein Autohandbuch hat mir geholfen, und nach einer halben Stunde konnte ich dann die Fahrt fortsetzen. Ich habe die Musik erst mal nicht angemacht, um ganz sicher zu sein, dass dieses Geräusch auch weg ist. Und es war diese beruhigende Sicherheit, das Gefühl zu haben, da ist etwas dazwischen: die Luft, die das Ganze abdämpft, alles puffert. Wie wenn man so eine gerade schöne Fahrt hat, gleichmäßig, und alles Holprige ist weg. Und so kam ich dann ohne Probleme in Stuttgart an ...

DER SCHLAF DES MÜLLERS

... letzten Sommer war ich mit meiner Familie in der Lüneburger Heide, und da waren wir in einem schönen Wald, in dem ringsum Bäume rauschten. Wir haben dann auch Ausflüge mit dem Fahrrad gemacht. Und bei so einem Fahrradausflug sind wir zufällig an einen kleinen Bach gekommen, sind den entlang gefahren und kamen an ein kleines Dorf ... und da war eine richtige, alte, echte Wassermühle ... mit so einem riesigen, großen Mühlrad, das von dem Wasser angetrieben wurde und das machte so ein richtig tolles Geräusch. Und da ist eine Achse und die mündet in der Mühle. Die Mühle konnte man besichtigen und da bin ich mit meinem Sohn rein und da sah man, wie diese riesigen, großen Mühlsteine gegeneinander mahlen und sich bewegen. Und als wir das angeschaut haben, ist mir eine Geschichte vom *Schlaf der Müller* eingefallen, die ich meinem Sohn erzählt habe. Früher haben die Müller in ihren Mühlen geschlafen und das konnte er kaum glauben, dass man bei diesem Höllenlärm schlafen kann, drum gab's das Sprichwort, dass der Schlaf des Müllers ein ganz tiefer, fester Schlaf sei. Nur eins hat den Müller hellwach gemacht, nämlich, wenn kein Korn mehr zwischen den Mühlsteinen war. Denn die Mühlsteine waren das Wertvollste des Müllers, wenn die abgenutzt waren, die konnte er sich in seinem Leben nicht zweimal leisten, die waren so teuer, deshalb ist er aus tiefstem festen Schlaf sofort erwacht, wenn er das Geräusch der Mühlen hörte, ohne Korn dazwischen. Es ist dann aufgestanden, hat Korn nachgeschüttet oder hat einfach einen Hebel getätigt und die Mühlsteine so auseinander genommen, dass sie sich nicht mehr aufreiben konnte. Und dann konnte er beruhigt weiter schlafen ...

DIE KAFFEEMASCHINE

... also ich bin ja auch schon etwas älter – ich habe auch Kinder – und denen habe ich damals immer ein Buch vorgelesen. Ich weiß nicht, ob du das kennst, das handelt von dem Räuber Hotzenplotz. Diese Geschichte geht so, dass der Räuber Hotzenplotz ganz neidisch ist auf die Großmutter, die im Sommer immer vor ihrem Häuschen sitzen kann in der Sonne und sich den Kaffee mahlt, mit ihrer Kaffeemühle. Das geht ein bisschen schwer, die Großmutter muss sich immer arg quälen, diesen Kaffee zu mahlen ... der Räuber Hotzenplotz ist immer tierisch neidisch auf die Großmutter, weil das so gemütlich aussieht und der Kaffeegeruch ihm immer in die Nase steigt und er sich vorstellt, wie gut der wohl schmeckt ... dann stiehlt er diese Kaffeemühle. Und er müht sich und müht sich wirklich ab mit dieser Kaffeemühle, und Seppl und der Wachtmeister Dinklmoser schaffen es schließlich, diese Kaffeemühle wieder herbeizuschaffen. Aber die Kaffeemaschine arbeitete nicht mehr so reibungslos ... sie knirschte beim Drehen und es war richtig anstrengend, sie zu bedienen. Der gute Dinklmoser hat sich hingesetzt, hat sie auseinandergenommen, hat sie geölt und ... wieder so zurechtgebracht und der Großmutter gebracht, dass die dann ganz leicht und ganz entspannt sitzen und ihren Kaffee mahlen konnte ...

DER VERDICHTETE BODEN

... neulich erzählte mir ein Patient, dass er aufs Land gefahren ist. Da ist ihm aufgefallen, als er einen Landweg langfuhr, dass da unheimlich viel Wasser stand, und er hat sich überlegt, woher das denn wohl kommt, und ihm ist klar geworden, dass diese schweren, großen Landmaschinen, die heute benutzt werden, den

Boden dermaßen stark verdichten, dass das Wasser stehen bleibt. Das bedeutet, dass da also auch keinerlei Nährstoffe mehr in den Boden können ... dass die nicht mehr aufgelöst werden vom Wasser und dass dadurch überhaupt nichts mehr wächst. Wenn man versucht, den Boden fruchtbar zu machen, bekommt man die allergrößten Schwierigkeiten ... der Boden ist so verdichtet, dass man da kaum mit dem Spaten durchkommt ... und so ähnlich ist das mit dem Pressen in Ihrem Mund, dass da das Gewebe im Kiefergelenk dermaßen verdichtet wird, dass es dann zu Mangelerscheinungen kommt, weil die Blutgefäße das gar nicht mehr vernünftig versorgen können, dass Nährstoffe fehlen und dass das am Ende dazu führt, dass das ganze System zusammenbricht ...

DER MÜHLSTEIN

... stell dir eine Mühle vor, in der der Mühlstein das Korn mahlt ... und so lange Korn zwischen den Steinen ist, ist das eine wunderbare Sache und das Korn wird zu Mehl und aus Mehl kann man Brot und Kuchen backen und es gibt ganz verschiedene Mehlsorten und man kann das Mehl fein ausmahlen und man kann es ein bisschen grober mahlen und man kann es einfach nur schroten ... aber das alles macht man mit Mühlsteinen, die aber niemals zueinander direkten Kontakt haben dürfen, und der Müller muss höllisch aufpassen, dass immer Korn zwischen den Mühlsteinen ist, weil, wenn die Mühlsteine, ohne das etwas dazwischen ist, sich gegenseitig aufmahlen ... dann gehen sie ganz schnell kaputt ...

SPUREN IM SAND

... manche Menschen wissen gar nicht so recht, vielleicht ahnen sie es aber, dass sie mit ihrem Zähneknirschen ein Leben führen, bei dem sie sich so richtig durchbeißen müssen ... da fällt mir doch gerade mein letzter Urlaub ein – ich schwimme im Meer, und fühle mich sauwohl und komme aus dem Wasser und muss über einen Teil des Strandes laufen, auf dem ganz grober Kies liegt, mit spitzen kleinen Steinen. Dieser grobe Kies reibt arg an meinen Fußsohlen. Es piekst unangenehm und tut sogar richtig weh, und ich höre auch das Knirschen meiner Schritte im groben Sand ... kennen Sie solche Geräusche? Hoffentlich bin ich bald drüber hinweg, dachte ich mir. Irgendwann hatte ich es endlich geschafft, bin über diesen Abschnitt hinweg und betrete weichen, herrlichen Strandsand. Die Geräusche waren nun ganz anders, mehr mild und sanft ... und ich habe den seltsamen Eindruck, dass diese Geräusche auch meine Gedanken milder stimmen, es ist wirklich komisch ... ich breite meine Hand aus, lege mich hin und genieße die weiche Unterlage und die wärmende Sonne ...

DIE ERFINDUNG DES MÜLLERS

... da sind früher die Müller gewesen und die haben da irgendwann mal eine ganz tolle Erfindung gemacht ... eine Windmühle haben die erfunden. Und dann haben sie zwei Mühlsteine dazu gebracht, und da hat sich das Windrad immer gedreht – und diese riesigen Mühlsteine, die die Müller früher hatten, die sind dann immer gegeneinander gelaufen. Die Müller konnten dann etwas Korn dazwischen schieben, und die Mühlen sind 24 Stunden täglich, natürlich nur, wenn der Wind geblasen hat, gelaufen und gelaufen – die Mühlsteine haben sich wahnsinnig schnell aneinander abgerackert, und das hat geknirscht und gepresst, und die Müller waren immer ganz unglücklich, weil sie immer neue Steine hoch tragen mussten, große, runde Steine ... und die konnten irgendwann mal nicht mehr, weil das so anstrengend war. Und die haben gedacht und gedacht, was können wir denn machen, damit die Mühlsteine nicht ewig aneinander reiben, wenn der Wind kommt. Da haben welche versucht das Windrad abzudrehen, manche sind auf die Idee gekommen, den Windgott anzubeten, damit der nicht mehr so blasen möge. Und irgendwann mal, da gab es einen Müller, der war ganz pfiffig, der hat eine Unterbrechung in der oberen Stange, die das Windrad mit dem Mühlstein verbindet, eingebaut. Diese Unterbrechung ließ das Windrad zwar drehen aber nicht das Mühlrad. Und dann hatten die Müller auf einmal eine wahnsinnige Ruhe, jetzt konnten die Windräder drehen, wenn der Wind geblasen hat, aber die Mühlräder brauchten sich nur noch dann bewegen, wenn das Korn gemahlen werden musste ... und sie haben sich alle gefreut, weil sie nicht mehr so schleppen mussten. Sie haben sich alle gefreut, weil die Windräder und die Mühlsteine hundertmal länger gehalten haben als früher und alle war ganz glücklich ...

IM BIOLADEN

... neulich war ich in der Stadt und bin in so einen Bioladen gegangen. Ich habe gestaunt, die haben dort Getreidemühlen, so wie sie früher die Müller gehabt haben. Steinmühlen – 2 Steine um das Korn zu reiben –, die man einstellen kann, je nachdem ob man grobes oder feines Mehl oder Vollkornmehl haben will. Das funktioniert wunderbar. Wenn man nicht aufpasst und das Ding mal im Leerlauf laufen lässt, dann zerreibt man den Stein. Der Stein macht sich letztlich selber kaputt und schleift sich ab. So wie das beim Zähneknirschen mit den Zähnen passieren kann, wenn es in solch einer Fehlfunktion passiert, ohne dass etwas dazwischen ist ... Sie wissen, wie ich das meine! ...

DIE WEINPRESSE

... wir waren im Frühjahr in Südtirol wandern. Da sind wir an einem alten, verlassenen, kleinen Hof vorbeigekommen, wo wohl früher Wein angebaut wurde. Ich schaue da so rein in den offenen Schuppen ... da muss es wohl gebrannt haben – lauter verbranntes Holz. Ich bin aus Neugier rein und denke: Was ist denn das für ein riesiger, langer Balken. So ein Balken oben an der Decke. Ich konnte mir überhaupt nicht erklären, was der für eine Funktion hat. Und dann schaue ich so in die Ecke und sehe so eine Holzspindel da noch reingedreht. Da wurde es mir klar, das ist eine alte Weinpresse gewesen. Ich habe mir diese Spindel noch mal angesehen ... so eine richtige Holzspindel mit reingedrehtem Gewinde. Wenn da einer nicht richtig mit umgehen kann und zu viel Druck draufmacht, da reißt das Holzgewinde raus und das Ding ist kaputt. Damit sollte man sehr sorgfältig – mit möglichst wenig Druck – umgehen ... das wäre auch genau das Richtige für Ihre Zähne, oder? ...

Würgen

VERKEHRSREGELN LERNEN

Beschreibung der aktuellen Problematik

... und Sie wissen, dass Sie dann würgen, wenn ein bestimmter Grad von Distanz überschritten wird ... wenn Sie spüren, dass einer oder etwas Ihnen zu nahe kommt ... genau genommen würgen Sie ja nicht selbst, sondern etwas in Ihnen beginnt zu würgen ... Sie würgen, ohne eigentlich würgen zu wollen ... vielleicht ahnen Sie ja auch, wann Ihr Körper damit beginnt, sich auf diese Weise zu äußern ... vielleicht wissen Sie es ja auch, wann genau Ihr Körper sich auf diese dramatische Weise äußert ... aber das ist, glauben Sie mir, nicht das Wichtigste ... viel wichtiger ist es, dass Ihr Körper lernt, Unterscheidungen zu treffen ... dass er lernt, differenzieren zu können zwischen dem, was seiner Gesundheit dienlich ist und dem, was er sich aus seiner eigenen Geschichte heraus bewahrt hat ... denn wenn Ihr Körper unterscheiden lernt, dann beginnt er damit, sich weitere Freiheiten zu gewähren und neue Bahnungen und Verbindungen herzustellen ... Sie können das vergleichen mit einem kleinen Kind, das jahrelang den gleichen Schulweg zu Fuß zurücklegt ... der Weg ist sehr lang und es dauert im Durchschnitt eine Stunde, bis das Kind die Schule erreicht ... eine Stunde Schulweg ist wirklich sehr lange, wenn man bedenkt, dass ja auch noch der Rückweg zurückgelegt werden muss, oder? ... das heißt, dass das Kind zwei Stunden am Tag mit seinem Schulweg beschäftigt ist ... eine lange Zeit ... der lange Schulweg ist ein sicherer Schulweg – da gibt es einige Ampeln und Zebrasteifen, die für die richtige Sicherheit sorgen ... aber er ist eben so lang, so lang, dass das Kind sich wünscht, einen anderen Weg, einen kürzeren, gehen zu dürfen ... irgendwann wird das Kind verkehrstauglich, es lernt, wie es sich im Straßenverkehr richtig zu verhalten hat, und es lernt vor allem auch, die Geschwindigkeiten der vorbeifahrenden Autos richtig einzuschätzen ... es lernt, wie es mit dem Fahrrad auf der Straße fahren kann und welche Handbewegungen notwendig sind, um sicher einen Richtungswechsel anzuzeigen ...dadurch lernt es, wie es viel schneller zu seinem Zielort, der Schule, kommen kann ... es kann, wenn es die Regeln gelernt hat, andere Wege ausprobieren und erkunden, Wege, die schneller ans Ziel führen ... aber es muss dazu eben, wie gesagt, die Verkehrsregeln gut beherrschen ... wie aus dem FF ... selbst, wenn ein Autofahrer einmal kritisch nahe an das Fahrrad heranfährt, muss das Kind wissen, wie es sich in einer solchen Situation richtig verhält ... es muss wissen, wie es reagiert, wenn plötzlich, vielleicht unvorhergesehen, ein Autofahrer es schneidet ... es ist keine Lösung, wenn es dem Autofahrer auf die Scheibe spuckt, obwohl der Drang sicherlich seine Berechtigung hat ... wer die Regeln beherrscht, behält auch die innere Ruhe ... denn viele Wege führen nach Rom ... einfache, lange, kurze, gefährliche, wichtig allein ist, zum richtigen Zeitpunkt zu wissen, wie man auf eine differenzierte Art und Weise mit einer kritischen Situation umzugehen hat, oder? ... ich glaube, dass Sie genau verstehen, was ich damit meine, neue Erfahrungen machen zu dürfen ... denken Sie mal in aller Ruhe darüber nach ...

Vergleich mit einem lernenden Kind

Eingefahrene, nicht sehr hilfreiche Verhaltensweisen

Lernen und neue Erfahrungen, die andere Verhaltensweisen hervorbringen

Würgen ist keine Lösung

Nähe und richtiger Umgang

BOA CONSTRICTOR

... es war einmal ein ganz berühmter Schlangendompteur und dessen Spezialität war eine Arbeit mit der Boa constrictor, einer Würgeschlange. Und die Würgeschlange war eigentlich sein Freund. Die Würgeschlange hat ihm geholfen, zu leben, sie war praktisch sein Lebensunterhalt. Und er hat die Würgeschlange wirklich sehr, sehr geschätzt ... aber eines Tages hat sich die Würgeschlange um seinen Hals gelegt, so dass sie plötzlich sein Feind war. Und ein befreundeter Dompteur wollte sie töten und auseinander schneiden, aber er hat ihn einfach gebeten: Bitte, ich brauche die Würgeschlange. Die Würgeschlange beschützt mich, die Würgeschlange unterhält mein Leben. Sie schützt mein Leben. Betäube sie für einen kurzen Augenblick, so dass sie in der Lage ist, loszulassen. Und der Freund hat die Würgeschlange betäubt, und die Würgeschlange hat losgelassen und diente noch viele Jahre ihrem Besitzer als Lebensunterhalt – war sein Freund, und sie hatten noch viele schöne und wichtige Auftritte ...

MUNDGERECHT

... ich kenne da so einen kleinen Jungen, eigentlich war er schon ein junger Mann, der immer abnehmen wollte. Dieser Junge hat sich überlegt, wie er am besten abnehmen könnte, und dann hat er sich gesagt, am besten ich spucke die Sachen eben wieder aus. Dann hat er sich einfallen lassen, wie er es am besten machen könnte, dass er die Sachen erst gar nicht mehr runterschluckt. Er hat sich den scheußlichsten Geschmack im Mund vorgestellt und hat immer probiert, wie weit er die Speisen in den Mund schieben kann, ohne dass er sie runterschluckt. Und er hat es dann geschafft, sich einen so ekligen Geschmack vorzustellen, dass er bis zum Eckzahn ging, und er konnte die Speisen dann kaum mehr in den Mund bringen, ohne sich zu übergeben. Dann hatte er mittlerweile sein Idealgewicht erreicht, aber es ging eben immer weiter; das wurde dann sogar eine richtig schlimme Krankheit. Er musste sich dann vom Arzt behandeln lassen. So dünn, wie er inzwischen war, wollte er eigentlich gar nicht werden, und er war auch ziemlich schwach ... er dachte sich, er müsse seinem Herzen einen Stoß geben und irgendetwas machen, um davon wieder loszukommen. Er überlegte sich, wie er das am besten machen könnte, und da kam er auf die Idee, dass er ja eine Lieblingsspeise hatte und wollte mal sehen, wie es wäre, wenn er diese Lieblingsspeise in den Mund nehmen würde und bis an den Schneidezahn herankommen ließe. Dann vielleicht an den zweiten Schneidezahn ... an den Eckzahn ... und als er gemerkt hat, er war schon an dem Eckzahn, hatte er es plötzlich schon verschluckt und fand eigentlich, dass es gar nicht so schlecht war. Es hat also geklappt. Da hat er es gleich noch mal probiert und hat gemerkt, es geht ja super. Da hat er es einmal mit einem Apfel probiert, ein Apfel ist ja schließlich ziemlich gesund, vielleicht klappt es da ja auch. Er ist zwar ein bisschen härter und fühlt sich komischer im Mund an, und da muss man sich auch ganz schön anstrengen. Das klappte auch ganz gut. Und so ging es immer weiter – so hat er es prima geschafft, diesen ekligen Geschmack, den er ja lange versucht hat einzuhalten, wegzubekommen ... denken Sie mal darüber nach ...

SCHNEE IM MUND

... ich war letzten Winter mit Freunden zum Langlauf in den Alpen in einer wunderschönen Gegend mit sehr schönen präparierten Pisten und einem ganz tiefen verschneiten Wald, durch den wir stundenlang laufen konnten. Wir hatten wunderbares Wetter. Die Nacht davor hatte es stundenlang geschneit und der Neuschnee, ganz feiner Pulverschnee, lag meterhoch, und wir hatten während des Langlaufs sehr viel Freude. Wir hatten auch etwas rumgealbert und waren vom Weg abgekommen und plötzlich war meine Freundin verschwunden. D.h. wir sahen nur noch, wie sie einen Abhang hinunterfuhr und dann nur noch eine weiße Wolke, und dann war sie weg ... wir sind dann hinterhergefahren und haben sie gesucht und auch gefunden, die Spur ging ja abwärts ... Gott sei Dank auch nicht zu tief, aber was wir alle nicht ahnen konnten und sie auch nicht, durch den Neuschnee wurde eine Vertiefung abgedeckt, in die sie genau hineingefahren war und alles, Schnee und Geröllmassen, waren über ihr zusammengebrochen. Sie erzählte dann, dass sie in diesem Schreck den Mund aufgemacht hatte, die ganzen Schneemassen in den Mund hineinbekommen hatte und das Gefühl hatte, dass sie jetzt gleich ersticken müsse, weil sie sich selber jetzt nicht befreien konnte und weil sie auch praktisch auf dem Boden dieser Senke lag, mit den Skiern nach oben und den Schnee über sich ... sie bekam fürchterliche Panik, weil sie wirklich dachte, sie müsse ersticken, und es kam immer mehr Schnee und immer mehr Schnee. Was sie in dem Moment nicht wissen konnte, oder woran sie in dem Moment nicht dachte, war, dass wir das ja bemerkt hatten und dann gleich da waren, weil wir ihr gleich nachgefahren waren. Die Senke war auch nicht sehr tief, aber immerhin hat es ausgereicht, um sie erst mal zu verschütten ... wir sind dann also zu ihr abgestiegen und haben den Schnee und die kleinen Steine, die damit runtergefallen waren, von ihr abgeschüttelt und sie befreit. Sie hat mächtig gepustet und gehustet. Und als wir den Schnee aus ihrem Mund, ihren Augen und Ohren wieder herausgeholt hatten, mussten wir hinterher dann doch über diesen, Gott sei Dank glücklich abgelaufenen, Sturz lachen. Am Abend in einer gemütlichen Runde haben wir diesen ganzen Unfall dann noch mal ausgewertet und haben eigentlich doch bemerkt, dass, wenn man die präparierten Pisten so leichtsinnig verlässt, man doch ein ganz schönes Missgeschick erleben kann. Aber es war ja noch mal gut ausgegangen ... manchmal ist es eben wichtig, einfach auf dem richtigen Weg zu bleiben, habe ich nicht recht? ...

Abdruck nehmen

TAUCHER IM BODENSEE

... ich habe einen guten Freund, der war am Bodensee mit seiner Tauchgruppe und seinem Tauchlehrer. Es war tolles Wetter, der See war eigentlich sehr ruhig, fast keine Wellen. Dann sind sie aufs Boot und haben ihre Ausrüstung klargemacht und sind vom Bootsrand über die Bordwand gekippt. Dann waren sie also im Wasser und sind tiefer und tiefer getaucht. Da ist was ganz Ulkiges passiert ... wie er so um sich schaut, hört er in der Ferne noch den Bootsmotor, und es wird in der Tiefe um ihn immer dunkler, und er wusste gar nicht so genau, wo oben und unten ist. Die Temperatur vom Neoprenanzug war eigentlich gut, er war geschützt und hat sich das mental zurechtgelegt, dass er sich da eigentlich wohl fühlen sollte. Aber auf einmal, er weiß nicht warum, hat er sich das Mundstück des Tauchgeräts weggerissen; er wusste genau, er braucht es, er will es auch, aber er hat es sich rausgerissen, als wäre er im Tiefenkoller. Er kam natürlich in Bedrängnis, aber das Team war um ihn herum, der Tauchlehrer war da; die haben sofort das Mundstück wieder rein, haben ihn am Arm gefasst und an der Schulter, und er wusste, er kann sich total sicher fühlen. Und in dieser Geborgenheit, die er da empfunden hat, war das auf einmal wieder zu akzeptieren ...

SPUR DER ZÄHNE

... das mit so einem Abdruck, das ist schon so ein Vorgang für sich ... ich kenne viele Möglichkeiten, wie man einen Abdruck verwendet oder wie man einen Abdruck hinterlassen kann ... so ein Abdruck ist immer etwas ganz Besonderes, etwas ganz Eigenes ... da erinnere ich mich an die Indianerfilme, die ich in meiner Jugend liebend gerne gesehen habe ... da gab es Spurensucher – man könnte auch sagen Abdrucksucher, die konnten an den Fußspuren erkennen, um welche Menschen es sich handelte ... die schauten genau hin und deuteten jede Kleinigkeit ... und meistens lagen sie mit ihren Vermutungen richtig ... neulich sah ich eine lustige Werbesendung, in der ein Eskimo anhand des Reifenabdrucks im Schnee auf den Autotyp schloss ... Audi Quadro oder so ähnlich hieß das Fahrzeug ... ein Abdruck ist auch immer ein Eindruck ... und wenn ein Eindruck einen Abdruck hinterlässt, dann dient dieser Abdruck, zumindest hier in diesem Raum, der persönlichen Gesundheit ... ich glaube, Sie wissen wie ich das meine ...

DIE LUFTMATRATZE

... das Wichtigste im Zusammenhang mit dem Würgen ist Ihre Atmung ... und deswegen würde ich Sie gerne darum bitten, auf Ihre Atmung zu achten. Wenn jetzt der Abdruck im Mund ist, und dieses typische Gefühl kommt und auch die entsprechenden Körperbewegungen, dann hören Sie mir einmal zu, was ich Ihnen zu erzählen habe. Stellen Sie sich bitte vor, Sie sind an einem wunderschönen Urlaubsort ... und weil Sie unheimlich naturverbunden sind, gehen Sie auch gerne zelten. Und zum Zelten braucht man immer eine Luftmatratze, die man im Normalfall nicht aufgepumpt und im Auto transportiert. Sie haben, wie sich das gehört, einen Blasebalg dabei. Und so wie Sie jetzt den Blasebalg in Gedanken mit dem Fuß bearbeiten und Ihre Luftmatratze langsam aufpumpen, so läuft jetzt auch Ihre Atmung ab, und deswegen ist das Würgen jetzt kein Thema mehr in dem Moment ... Sie haben einfach keinen freien Kopf mehr zum Würgen, weil Sie mit so viel anderen Dingen beschäftigt sind, dass Sie sich den Luxus, auch noch in aller Ruhe zu würgen, gar nicht mehr leisten können ...

IM KINO

... ach wissen Sie was? Neulich ist mir ein Ding passiert. Da wollte ich so schön abends ins Kino gehen, da lief ein toller Film, dann habe ich endlich mein Auto geparkt, was ja immer so ein Problem ist und ich komme schließlich zum Kino. Bloß stand ich dann plötzlich in einer riesigen Menschentraube. Der Film war wohl so gefragt, dass da unheimlich viele Leute rein wollten. Wir mussten noch zehn Minuten warten, und es wurde immer noch ein bisschen enger und ich dachte mir: »Ob ich da wohl noch einen Platz bekomme?« Hab mich dann so ein bisschen nach vorne gedrängt, aber die Tür war leider nicht auf, und es drückte ein wenig und war eng, und dann, endlich, ging die Tür auf. Aber statt einer Entlastung strömte alles auf die Tür zu, und es wurde richtig von allen Seiten gedrückt. Ich fühlte mich plötzlich wie irgend 'ne Paste in 'ner Tube, wo man vorne den Deckel nicht runter geschraubt hatte. Und so wurde ich dann bis zur Tür geschoben und dann, endlich, kam ich durch die Tür durch und erreichte schließlich den Kinosaal. Was für eine Erleichterung. Ich fühlte mich wie eine Salbe, die rausflutscht aus der Tube, wenn endlich der Deckel runter ist. Dann saß ich endlich in Ruhe im Kino, auf einem schönen ruhigen Sitz und hatte endlich Platz um mich herum. Der ganze Druck war wieder weg ...

LIEBLINGSPUDDING

... da haben wir hier in unserer Praxis etwas ganz besonderes für dich ... ich vermute, dass du auch zu den Kindern gehörst, die liebend gerne Pudding essen ... manchmal schwabbelt und wabbelt so ein Pudding ... aber manchmal ist er auch ein bisschen fester, je nachdem ...wie du sicher weißt, gibt es viele Geschmacksrichtungen: Himbeere, Erdbeere, Vanille, Schokolade – und alle haben verschiedene Farben. Welcher ist denn dein Lieblingspudding? Ich bin neugierig, ob du herausfindest, wonach unser Pudding schmeckt. Und weil er so gut schmeckt, haben wir einen ganz großen Löffel dafür vorbereitet. Am besten findest du den Geschmack heraus, wenn du ihn ganz entspannt in Ruhe genießt und den Duft durch die Nase einatmest ... viele meiner kleinen Patienten können diesen Geschmack herausfinden, aber eben nicht alle ... ich bin mal gespannt, ob du den Geschmack herausfinden kannst ...

GEBURTSTAGSKUCHEN

... ich kann mich an einen Geburtstag erinnern, als meine Mutter einen köstlichen Kuchen gebacken hat, von dem wir alle nicht genug bekommen konnten. Aber es waren so viele Kinder zum Geburtstag gekommen, dass nicht jeder wenigstens zwei Stücke bekommen konnte. Und deshalb waren alle Kinder bemüht, sich möglichst viel davon in den Mund zu stopfen, weil es so wunderbar schmeckte. Nach dem ersten Stück hatten sie alle immer noch nicht genug, und sie stopfen noch ein zweites Stück hinterher. Aber sie bekamen dabei wunderbar Luft durch die Nase und konnten den herrlichen Duft riechen, der von der Küche herüberkam. Das ist ja klar, dass unsere Abdruckmasse nicht so herrlich schmecken kann wie so ein köstlicher Kuchen, aber Sie können sich sicher auch vorstellen, dass auch, wenn jetzt der ganze Mund voll Abdruckmasse ist, Ihre Zähne nach diesem präzisen Abdruck wunderbar passen werden ... stimmt's? ... Sie werden dann auch wieder feste Nahrung zu sich nehmen und herzhaft zubeißen können ...

Schmerzen

SELBSTERFÜLLENDE PROPHEZEIUNG

(Suggestionen zur Verringerung des Nachschmerzes)

... und während die Behandlung ihrem Ende entgegengeht ... und Sie wissen, dass Sie in den nächsten Minuten die Praxis verlassen werden und auf dem Weg vielleicht nach Hause sind ... können Sie auf Ihre Weise damit beginnen, schon an ganz andere Dinge zu denken ... vielleicht denken Sie ja auch, dass, wenn Sie auf dem Weg nach Hause sind, sich Nachschmerzen heranschleichen könnten ... es kann sein, dass Sie hoffen, dass Sie von mir für den Fall auftretender Nachschmerzen ein Schmerzmittel bekommen ... ich werde Ihnen keines mit auf den Weg geben ... weil es keinen Grund dafür gibt ... wenn ich Ihnen jetzt ein Schmerzmittel in die Hand drücke, werden Sie denken, dass Sie es gleich ausprobieren müssen ... weil Sie es ja bei sich haben ... kleine Veränderungen im komplizierten Empfindungsgeflecht Ihres Mundes könnten Sie dazu verleiten, zur Tablette zu greifen ... es auszuprobieren ... das ist ja dann so einfach ... man nennt dieses Phänomen in der Sozialpsychologie auch eine sich selbst erfüllende Prophezeiung ... jeder kennt dieses Phänomen ... stellen Sie sich vor, Sie stehen eines Morgens mit Ihrem linken Fuß auf ... Sie spüren, dass Sie nicht so gut gelaunt sind ... das kennt wohl jeder ... Sie setzen sich an den Frühstückstisch, der Kaffee ist lauwarm, die Zeitung verknittert und die Brötchen knochentrocken ... das alles trägt nicht gerade zur Stimmungssteigerung bei ... Sie gehen zur Arbeit ... unterwegs denken Sie an Ihren Arbeitskollegen, der Sie in der letzten Woche so richtig genervt hatte ... Sie spüren förmlich, dass er Sie auch heute wieder furchtbar nerven wird ... auf dem Weg zur Arbeit werden Sie viermal von hinten angehupt, ohne genau zu wissen, was die anderen Autofahrer von Ihnen wollten ... Sie öffnen die Türe zu Ihrem Büro, sehen Ihren Arbeitskollegen und schon ist der Streit entfacht ... Erwartungen formen unsere Empfindungen ... Sie werden die Empfindungen, die Ihnen Ihr Körper während des Heilungsvorganges bereitstellt, deshalb so gut ertragen können, weil Sie genau wis-

Pacing

Ablenkung

Bezugnahme auf eine sich selbst erfüllende Prophezeiung

Beispiel einer sich selbst erfüllenden Prophezeiung

Umdeutung möglicher Nachschmerzen

sen werden, dass diese Empfindungen Sie ständig daran erinnern werden, dass Ihr Körper sehr intensiv mit dem Heilungsvorgang beschäftigt ist ... es sind eben genau diese Empfindungen, die Sie unwiderruflich an die beginnende Genesung erinnern ... natürlich können Sie mich jederzeit wieder anrufen, wenn Sie denken, dass Bedarf besteht ... das ist aber sehr unwahrscheinlich ... Sie können das damit vergleichen, wenn Sie sich in den Finger schneiden, während Sie, sagen wir Zwiebeln klein schneiden ... Sie spüren einen kurzen, scharfen Schmerz, waschen die Wunde aus und kleben ein Pflaster um den Finger ... keiner kommt auf die Idee, danach noch ein Schmerzmittel einzunehmen, oder?

Positive Ausrichtung

DER FROSCH IM BUTTERFASS

(Metapher zu chronischen Schmerzen ohne organische Ursache)

... wie genau Schmerzen entstehen ... wie sie sich verstärken oder verringern ... ist bis heute nicht restlos geklärt ... kein Mensch kann exakt vorhersagen, was einem anderen Menschen Schmerzen bereitet oder nicht ... wenn man mit einer Hand in eine brennende Kerze fasst, ist das im allgemeinen sehr schmerzhaft, aber eben nicht in *jeder* Situation ... Ihre Schmerzen sind sehr schlimm .... und ich bin ehrlich gesagt sehr froh, dass ich nicht unter Ihren Schmerzen zu leiden habe ... aber wenn *ich* diese furchtbaren Schmerzen hätte, würde ich mir Gedanken machen, auf welche Weise ich sie verringern könnte ... wenn ich zum Beispiel von meinen Ärzten hören würde, dass sie keine organische Ursache für meine Schmerzen finden, dann würde ich mir Gedanken über meine Gedanken machen ... auf welche Weise es mir vielleicht möglich wäre, meine Gedanken so umzusortieren, dass sich etwas verändert ... so wie man eben in den Wald hineinschreit, so hallt es heraus ... so, wie ich meine Gedanken sortiere, so fühle ich ... wenn Sie zum Beispiel an etwas Schreckliches denken, vielleicht an Szenen aus einem Krieg, dann geht es Ihnen vermutlich nicht so gut ... wenn Sie jedoch an etwas ganz anderes denken, vielleicht an Ihr größtes sexuelles Abenteuer, dann geht es Ihnen vermutlich ganz anders ... vielleicht wird Ihnen sogar dann ganz anders, oder? ... das hat viel mit Wahrnehmung und Erwartung zu tun .... die Erwartung das wahrzunehmen, was man glaubt wahrnehmen zu müssen ... weil man glaubt, das die Erwartung des Wahrzunehmenden sich als Wahrnehmung einer sicheren Erwartung präsentiert ... das ist aber ein Trugschluss ... eine Lage ist erst dann aussichtslos, wenn ich glaube, dass sie aussichtslos ist ...

Allgemeines Pacing

Aktivierung von Veränderungsenergie

Hinweis auf automatische Gedankenketten

Konfusion

Ich weiß nicht genau, ob Sie die Geschichte vom Frosch im Butterfass kennen ... dieser Frosch war weiß Gott in einer aussichtslosen Lage ... keiner war da, der ihm helfen konnte, als er in ein Fass mit flüssiger Butter fiel ... die Wände des Fasses waren glitschig und hoch ... der Frosch machte das, was er immer machte ... er bewegte sich so, wie er das schon tausendfach vorher tat ... während er strampelte klatschte die flüssige Butter an die Innenwand des Fasses ... Minuten um Minuten vergingen ... Stunden um Stunden ... die Lage erschien verzweifelt ... und trotzdem bewegte sich der Frosch einfach weiter ... er hatte keine Chance die glitschigen Wände des Fasses zu erreichen, weil er genau in der Mitte des Butterfasses war ...während er strampelte und sich bewegte, passierte etwas, mit dem der Frosch vermutlich nicht gerechnet hatte ... die flüssige Butter wurde immer steifer und steifer ... sie begann sich so zu verfestigen, dass der Frosch bald keine Mühe mehr hatte auf der nun fester werdenden Oberfläche zu sitzen ... so wie ein Schlittschuhläufer, der sich auf einer dicken Eisdecke ausruht ... es war, und das ahnt wohl jeder ... nun ein leichtes für den Frosch aus dieser Lage über den Rand des Fasses zu springen ... auf eine Wiese in einen Teich oder wo immer ihn auch seine Froschschenkel hinspringen ließen ... ich glaube, dass der Frosch dieses Erlebnis niemals vergessen wird, oder? ...

Hartnäckigkeit

Verwandlung einer scheinbar aussichtslosen Lage

Positiver Ausgang

RUSSLANDFELDZUG

(Metapher zu – akutem – Schmerz)

... ich glaube, dass die gegenwärtigen Empfindungen in oder um Ihren Mund oder das Gesicht herum Ihnen wirklich massiv Probleme bereiten ... Zahnschmerzen sind etwas wirklich Schlimmes ... manchmal pocht der Schmerz ... manchmal beißt er ... manchmal sticht er ... oder er macht sich auf einer vollkommen anderen Weise bemerkbar ... es kann auch vorkommen, dass er, wie aus heiterem Himmel, einfach verschwindet ... scheinbar ohne Grund ... Körperempfindungen sind eben schwer vorherzusagen ... sie haben viel mit dem zu tun, was man Aufmerksamkeit nennt ... und die Aufmerksamkeit hat wiederum viel mit dem Willen eines Menschen zu tun ... denn wenn Sie Ihre Aufmerksamkeit ganz bewusst auf andere Dinge lenken oder richten, so wie man den Schein einer Taschenlampe in der Dunkelheit ausrichtet ... dann kann sich das Gefühl, das sich zuvor als Schmerz meldete oder mitteilte, urplötzlich in ein vollkommen anderes Gefühl verwandeln ... probieren Sie das doch einmal aus ... es ist viel leichter, als Sie das wahrschein-

Allgemeines Pacing

Hinweis auf Aufmerksamkeitssteuerung

lich vermuten ... suchen Sie sich ein Thema oder Gedanken, die für Sie spannend sind .... richten Sie nun Ihre Aufmerksamkeit auf das Zentrum dieses Gedankens oder dieses Themas ... Sie werden erstaunt sein, wie schnell sich Veränderungen in Ihrem Gefühl und Ihrem Körper zeigen oder bemerkbar machen ...

Anregung mit der Aufmerksamkeit zu spielen

Mein Großvater war im 2. Weltkrieg in Russland als deutscher Soldat ... im Sommer 1942 geriet er mit fünf seiner Kameraden in einen von Partisanen gelegten Hinterhalt ... seine fünf Kameraden kamen bei dem kurzen Gefecht alle ums Leben ... er lag schwerverwundet neben ein paar Baumstämmen ... sein rechter Fuß und sein rechtes Bein waren von mehreren Splittern getroffen ... um die Blutung zu stillen, band er sein Bein oberhalb des Knies mit einem Gürtel ab ... er konnte nur noch kriechend vorwärtsrobben ... er wusste, dass er noch etwa einen Kilometer in sehr unebenem Gelände kriechen musste, um zu seiner verschanzten Einheit zu kommen ... für diese Strecke benötigte er sage und schreibe vier Stunden ... obwohl sein Fuß und sein Bein vollkommen zerschossen waren, spürte er während seines Zurückrobbens keinerlei Schmerzen ... seine Gedanken und seine Aufmerksamkeit drehten sich ausnahmslos darum, auf welche Weise er die rettenden Meter zurücklegen sollte ... er hatte gar keine Zeit, sich mit den Empfindungen oder Gefühlen in seinem Fuß zu beschäftigen ... er musste einfach hochkonzentriert, zumal während dieser Situation mehrmals auf ihn geschossen wurde, sich über die nächsten Meter seines Weges klar werden ... irgendwann schaffte er es, ein Codewort zu rufen ... er war schon am Ende seiner Kräfte ... dann wurde er schließlich von anderen Kameraden gefunden und medizinisch versorgt ... die schwere Verwundung meines Großvaters hatte aber auch ihr Gutes ... er kam zurück nach Deutschland in ein Hospital ... während seine Einheit sich auf den Weg durch die kaukasische Steppe nach Stalingrad aufmachte ... und wie immer Sie Ihre Gedanken ausrichten ... nehmen Sie sich die Zeit, die Sie benötigen, um gewissenhaft Ihre Vorstellungen, als wären sie das gebündelte Licht einer Taschenlampe, auf die Themenbereiche zu lenken, die es Ihnen erlauben, anderen Empfindungen Platz einzuräumen ...

Metapher Kriegsverletzung

Extreme Bindung der Aufmerksamkeit

Refraiming (Verletzung kann auch etwas Gutes haben)

Aktivierung von Ressourcen

Prothesenunverträglichkeit

DIE NEUEN SCHUHE

Pacing ... und Sie haben vollkommen recht, wenn Sie sagen, dass das mit Ihrer Prothese noch nicht so optimal ist, wie Sie sich das wünschen ... wie alles im Leben ist auch das Tragen einer Prothese ein Anpassungsvorgang, an den man sich gewöhnen muss ... stellen Sie sich einmal vor, Ihre Prothese wäre formbar, formbar vielleicht *Vergleich Gummi* wie Kaugummi oder Knetgummi ... obwohl sie natürlich in Wirklichkeit viel fester ist ... Ihre Prothese wird sich der Beschaffenheit Ihres Kiefers, des Mundes und des Zahnfleisches anpassen ... je- *Positive Ausrichtung* den Tag ein bisschen mehr ... bald werden Sie keinen Unterschied mehr fühlen ... denn es ist wirklich wichtig zu wissen, dass man sich langsam an neue Dinge im Körper gewöhnen sollte ... denn, wie man so sagt, gut Ding braucht gut Weil ... ich erzähle Ihnen *Zwillingsgeschichte* einmal eine kleine Geschichte von Anne und Maria, zwei Zwillingsschwestern, eineiig und gleich aussehend – das einzige für Außenstehende erkennbare Unterscheidungsmerkmal ist eine blonde, kleine Strähne im Haar – ich verwechsele sie auch immer wieder ... Beide sind 13 Jahre ... vor kurzem planten die Eltern mit ihren beiden Kindern in den Herbstferien nach Österreich zu fahren ... aber die Zwillingsschwestern hatten keine Bergschuhe ... so kauften die Eltern ihnen hier in Berlin zwei Wochen vor der Abfahrt in den Urlaub wirklich gute Bergschuhe ... die Verkäuferin meinte noch, dass sie diese Schuhe ein wenig eintragen sollten, sie so ein bis zwei Stunden am Tag mal anziehen, so dass Schuh und Fuß sich aneinander gewöhnen können ... und sich gegenseitig anpassen ... *Unterschiedliche Herangehensweisen* das war ein wirklich gut Idee ... Anne nahm sich diesen Ratschlag zu Herzen und trug die Schuhe schon in Berlin ein bisschen ein ... Maria machte das nicht, weil sie es blöd fand mit Bergschuhen mitten in Berlin rumzurennen ... ich glaube, dass sie sich einfach schämte und dachte, dass es schon ausreichen würde, die Schuhe in Österreich anzuziehen ...wenn es eben wirklich in die Berge geht ... zwei Wochen später fuhren sie alle nach Österreich ... sie hatten Glück, denn sie hatte das beste Bergwetter, das man sich vorstellen kann ... gleich am ersten Tag planten sie eine etwa fünf- *Unterschiedliche Konsequenzen* stündige Wanderung, zum Einwandern sozusagen ... für Maria war diese Wanderung allerdings schon nach zwei Stunden beendet ... sie klagte über starke Fußschmerzen und konnte nur noch humpeln ... schließlich ging sie mit ihrer Mutter wieder zurück ... dass heißt, gehen ist noch ein harmloser Begriff ... sie schlich eher daher wie ein geprügelter Hund mit schmerzverzerrtem Gesicht an der Seite ihrer Mutter den Hang hinunter ... irgendwie ärgerte sie sich auch, weil sie sah, dass ihre Schwester Anne keinerlei Probleme mit ihren Schuhen hatte ... als sie am Abend ihre Füße miteinander verglichen, waren die von Maria gerötet – sie hatte fünf Pflaster auf große Blasen kleben müssen ... die Füße von Anne waren vollkommen blasenfrei ... Gewöhnung braucht eben ihre Zeit ... so dass die Anpassungsvorgänge sich optimal entfalten können, Sie wissen schon, was ich eigentlich damit aussagen will ...

Lerneffekt und Übertragung

REKULTIVIERUNG

... stellen Sie sich einmal vor, wie es wäre, wenn Ihr Mund eine große Baustelle ist, vielleicht vergleichbar mit einer Stelle, wo Kohle im Tagebau gefördert wird. Ständig arbeiten Maschinen und fördern den Stoff, aus dem Energie gewonnen werden kann ... irgendwann ist dann der Kohlevorrat erschöpft und in der Landschaft sind große Krater zu sehen, die an eine Mondlandschaft erinnern mögen ... da dieser Anblick nicht sehr erbaulich ist, gibt es die sogenannten Rekultivierungsprogramme – Landschaftsplaner begrünen diese Stellen und verwandeln sie in Freizeitgärten und Naturlandschaften, Seeplatten oder auch Wälder ... irgendwann erkennt man dann kaum einen Unterschied zwischen natürlichen Landstrichen und künstlichen ... natürlich braucht dieser Vorgang seine Zeit ... manchen Bewohnern dieser Gegenden geht das nicht schnell genug, sie schimpfen und sind unzufrieden mit den Anpassungsvorgängen ... sie sehen nur die tiefen Löcher und haben keinen Blick für die sich bereits im Gang befindlichen Veränderungen ... beim genauen Hinschauen jedoch kann man diese Veränderungen sehr leicht erkennen, erste Pflanzen, kleine Bäumchen, zarte Wiesen, die im Sonnenschein wie mit Silberglanz überzogen das warme Licht reflektieren ... denn die Natur nimmt sich ihre Zeit, die Dinge richtig und behutsam anzupassen ... so dass es stimmig und passend ins richtige Bild gerückt werden kann ... wenn dann verschiedene Stellen geflutet werden und ein See entsteht, dessen Wasserspiegel immer höher und höher steigt, dann kann man, wenn er eine bestimmte Tiefe erreicht hat, mit Booten auf ihm herumfahren, dann ist es schnell so weit, dass sich keiner mehr an die früheren Zeiten so schnell erinnert, denn das Gedächtnis der Menschen ist kurz, und ich glaube Sie wissen, wie ich das meine ... alles sieht natürlich aus ... denn Anpassung braucht seine Zeit, und wenn diese Zeit zur Verfügung steht, dann

Analogie zu Mundproblemen

Rekultivierer = Zahnarzt

Anspielung auf notwendige Zeit

Appell an Geduld

Zielorientierung

Zeitliche Vorwegnahme des Behandlungserfolges

ist es wie ein Kinderspiel und der Gang der Natur kann seinen Lauf nehmen ... so dass mit jedem Monat, jeder Woche, jedem Tag und jeder Stunde die Anpassung auf ihre Weise organisch fortgesetzt wird ... und sowohl für das Auge, als auch die Empfindungswelten es deutlich wird, auf welche Weise diese Veränderungen zum Tragen kommen ... gut Ding braucht gut Weil ... und wenn Neues spürbar wird, dann braucht es einfach seine Zeit, die es benötigt, dass die Dinge reibungslos und passend sich auf natürliche Weise entwickeln ... Neues, dass sich dann wie von selber einfach so anpasst ... wenn man sich die unglaublichen Bilder von rekultivierten Landschaften anschaut, dann kann man es kaum fassen, dass es früher ganz anders ausgehen haben muss, man erkennt dann keinen Unterschied zwischen natürlichen Landschaften und denen, die von Menschenhand geplant worden sind ... und so, wie sich das Gras und die Sträucher, die Bäume und das Wasser Schritt für Schritt der Landschaft anpasst, wächst zusammen, was zusammen gehört ... und das ganz von selber, auf eine stimmige und in sich passende Weise ... und Sie wissen genau, was ich Ihnen mit dieser Geschichte eigentlich sagen will ...

SCHEUNENBRAND

... wissen Sie, mir ist da gerade etwas eingefallen – vor kurzem war ich mit meinem Auto unterwegs und das hat auch einen ziemlich großen Kofferraum, aber irgendwie ist mir der nie groß genug, und irgendwo habe ich immer gedacht, diese Blödsinnigkeit mit diesen Ersatzrädern, da gibt's ja heute schon diese kleinen Flaschen, da kann man die mit aufpumpen – und was passiert? Ich bin mitten in der Pampa und es macht »peng!«, und ich habe einen Platten. Und da stand ich dann mit meinem Platten, die Flasche hatte ich natürlich nicht mit, das Reserverad auch nicht. Da bin ich raus, bin ein bisschen rummarschiert, komme an so einem Bauernhof an. Der Bauer hat sich natürlich kaputtgelacht und hat gesagt »Typisch Doktor, die wissen immer alles, aber die praktischen Dinge kriegen sie nicht so auf die Reihe! Aber wissen Sie, so schlimm ist das ja nicht mit Ihrem Reserverad, wir rufen jetzt jemanden an, der bringt uns das Ding.« Und dann hat er also angerufen und das durchgegeben, wir mussten natürlich warten und da sagt er: »Herr Doktor, wissen Sie, das mit dem Rad, das ist ja relativ harmlos, aber Sie haben doch sicher auch in der Zeitung die Geschichte von unserem Nachbarn gelesen!« »Ne«, sag ich, »wieso? Hatte der auch einen Platten gehabt?« »Nein, der hatte keinen Platten gehabt, aber unser Nachbar, der hat im Krieg einen Unterschenkel verloren, und der hat neulich eine superteure Prothese bekommen, die alte war nicht so gut, mit der kam er nicht so gut zurecht, die tat immer weh; aber er wollte die neue nicht haben. Wahrscheinlich deshalb, weil seine Frau dann immer alles für ihn machen musste – Tiere füttern und so. Na ja, lange Rede, kurzer Sinn; die Scheune hat angefangen zu brennen und unglücklicherweise war die Frau nicht zu Hause. Und da dachte der Mann daran, dass seine neue Prothese ja im Schrank steht, hat die angeschnallt und konnte so die Tiere aus dem Stall bringen. Seitdem läuft`s auch in der Ehe besser, weil der Mann jetzt wieder alles macht.« ...

DER BLINDENHUND

... stellen Sie sich mal vor, im Bekanntenkreis war ein kleiner Junge, der ist als Kind vom Hund gebissen worden. Und dieser Junge wurde größer und größer ... durch einen tragischen Unfall ist er dann als Erwachsener erblindet. Und dieser arme Kerl, der nun blind war und alle seine Besorgungen mit seiner Lebenspartnerin erledigte, die ihn beispielsweise an die Hand nahm und über die Straße führte, musste erleben, wie seine Frau sich ihr Bein brach. Jetzt war der arme Blinde nun auf sich alleine gestellt und wusste nicht, wie er über die Straße kommen sollte und all die täglichen Erledigungen machen sollte. Darauf hin wandte er sich an die Blindenhilfe. Und was geschah? Man gab ihm einen Blindenhund zur Seite, was er natürlich absolut nicht wollte, denn er hatte ja in der Kindheit schlechte Erfahrungen mit einem Hund gemacht. Aber nach und nach gewöhnten sich beide aneinander, der Hund holte die Zeitung, der Hund holte die Schuhe, und so weiter, und der Mann musste erfahren, wie schön das Leben mit diesem Hund wurde, von einem Blindenhund begleitet über die Straße zu gehen ...

MOTORRADUNFALL

... Frau Meier, Sie sollen jetzt neue Zähne kriegen, und ich weiß, dass Ihnen das sehr schwer fällt. Zahnersatz ist immer ein Ersatz, und mit Ersatz freunden wir uns ja nicht so gerne an. Aber ich kann Ihnen da vielleicht mal ein kleines Beispiel aus meiner Verwandtschaft erzählen. Ich habe einen Bekannten, der ziemlich gut und viel Fußball gespielt hat, der durch einen Motorradunfall ein Bein verloren hat und als ihm bewusst wurde, dass er jetzt vermutlich kein Fußball mehr spielen kann und bestimmt auch nicht wieder Sport treiben kann, wie er das vor dem Unfall getan hat, da war er ziemlich verzweifelt und wusste nicht, ob er so noch weiterleben möchte. Aber durch die Hilfe seiner Ärzte und auch seiner Familie, die ihn da sehr unterstützt hat, ist es doch gelungen, ihm klarzumachen, dass auch mit einer Beinprothese das Leben weitergehen kann und dass, wenn man einen starken Willen hat und auch weiß, dass das Leben weitergehen kann, dass man dann einfach zu einem Punkt kommt, wo man lieber die Prothese, diesen Ersatz, akzeptieren muss und auch kann, auch wenn man am Anfang da sicher sehr viele Probleme mit hat; auch eine Beinprothese drückt am Anfang, sie stört, sie ist fremd. Wenn man loslaufen will, ist es auch erst mal so, als ob das ein toter Gegenstand ist, der nicht das macht, was er soll. Aber bei meinem Bekannten ist das dann durch den Physiotherapeuten und durch intensive Gespräche doch so weit gekommen, dass er ziemlich gut wieder Sport treiben kann, zwar nun nicht mehr Fußball in seiner Mannschaft, aber er kann wieder laufen, er kann auch rennen, er kann auch wieder Motorrad fahren, er hat das alles sehr gut durch seinen Willen und durch sein Weiterlebenwollen hingekriegt – ich geh mal davon aus, dass sicherlich für Sie dieser Zahnersatz, den Sie bekommen sollen, sehr schwierig ist – dass es auch sehr schwer ist zu akzeptieren, dass es eben nur ein Ersatz ist – dass es keine eigenen Zähne sind. Aber wenn Sie das wollen und auch die Schwierigkeiten, die zu Anfang da auftreten und bei denen ich Ihnen helfen werde – dass Sie diese Schwierigkeiten nach einer gewissen Zeit – das kann Tage, Wochen, manchmal auch Monate dauern – diese Schwierigkeiten überwinden werden – Sie dann sehen werden, dass Sie auch mit einem Zahnersatz wieder Kontakt zu Menschen haben können, dass Sie wieder essen können, sicherlich vielleicht nicht so wie früher, aber doch beinahe so, und dass wir Ihnen dabei helfen werden ... einverstanden ...

Aufklärung über Zahnbehandlung

DIE ERDBEERERNTE

... ja wisst ihr, ich hab da so eine Patientin, die ist eine ganz begabte Gärtnerin. Und die bringt mir immer zu der entsprechenden Jahreszeit so wunderbare Erdbeeren mit. So richtig schöne rote, richtig große ... die schmecken so schon besonders gut, aber wenn man sich die dann nach verschiedenen Arten zubereitet, ist es einfach wunderbar! Und wir freuen uns schon immer drauf, wenn sie kommt – meine gesamte Praxis. Und dann kam sie jetzt wieder vor einiger Zeit, und sie hatte keine mit. Und wir waren das schon so gewöhnt und hatten uns schon drauf gefreut, so dass wir uns sogar getraut haben zu fragen, ob wir dieses Jahr keine Erdbeeren kriegen, weil eventuell was passiert sei. Sie sagte, ja sie hat sie dieses Jahr an einer andere Stelle anbauen müssen, und der Boden muss sich ja auch mal erholen. Und an dieser anderen Stelle hatte es nicht so richtig funktioniert. Aber sie würde wiederkommen und vielleicht bekommen wir dann ja etwas. Und dann kam sie nach vier Wochen wieder und ja, sie hatte tatsächlich wieder wunderbare, schöne Erdbeeren für uns. Und wir fragten was passiert sei. Und sie sagte uns, sie hat den Boden einfach mal aufgebuddelt, um zu sehen was vielleicht stören könnte ... und als sie den Boden aufbuddelte, hatte sie einige Steine gefunden. Und diese Steine hat sie entfernt und durch schönen Humusboden ausgetauscht. Dann hat sie es wieder zugemacht und siehe da, die Erdbeeren wuchsen wieder. Und deswegen haben wir diese Woche wieder welche bekommen ...

DAS BAUERNHAUS

... Ihre Zähne und alles was da noch dazugehört, kann man durchaus mit einem Bauernhof vergleichen ... gerade in ländlichen, eher strukturschwachen Gegenden, gibt es viele Gehöfte, die verlassen sind ... wenn sich keiner mehr um so einen Hof kümmert, dann besteht die Gefahr, dass der Hof oder das Haus verkommt ... vor kurzem hat ein Bekannter von mir so einen Hof übernommen ... da war wirklich alles heruntergekommen ... keiner hatte sich um die Dinge gekümmert ... Gott sei dank verstand mein Bekannter etwas von Handwerk und Restaurierung ... und so ging er mit Elan ans Werk. Er machte sich einen genauen Plan, wie er vorgehen wollte und daran hielt er sich penibel ... natürlich gab es da auch noch die eine oder andere Überraschung ... da war mal der Schwamm in der Wand oder die elektrischen Leitungen waren nicht ordnungsgemäß isoliert ... es ist eben wichtig, dass man all das überprüft, was fehlerhaft oder schadhaft sein könnte ... kurze Zeit später habe ich meinem Bekannten bei dieser Arbeit geholfen ... mittlerweile ist er mit seiner Arbeit fertig und nutzt dieses Haus als Ferienhaus ... wenn ich Ihnen Fotos zeigen würde, die am Anfang der Arbeiten gemacht wurden, Sie würden es nicht glauben, dass es sich um ein und dasselbe Haus handelt, das man jetzt zu Gesicht bekommt, ja, manchmal muss man eben sehr gründlich vorgehen ...

SCHLUMPI UND BLENDI

... es war einmal ein schönes Städtchen. In diesem schönen Städtchen gab es viele schöne weiße Häuschen. Es gab aber auch ein Häuschen, das war nicht weiß. Das Häuschen sah schlecht aus. Bröcklige Wände, das Dach war kaputt mit Löchern, es lag Müll in den Ecken, es stank. Wer wohnte in diesem Häuschen? Schlumpi! Schlumpi war ein netter kleiner Junge, aber Schlumpi aß furchtbar gerne Kekse, er aß Nudeln, er aß Ketchup, aber er machte nicht sauber, er räumte nicht auf, und deshalb sah sein Haus sooo schlimm aus. Schlumpi spazierte eines schönen Tages durch seine schöne Stadt und wen sah er da? Blendi, ein hübsches Zahnmädchen. Er war begeistert! Und Blendi, ach seine große Liebe. Und er wollte doch Blendi so gerne in sein Haus einladen. Er lud sie auch ein. Blendi kam, Blendi traf fast der Schlag. Was sah sie dort? Dieses abgebröckelte, marode Haus mit stinkendem Müll in der Ecke, da gehe ich nicht hin. Sie drehte auf dem Absatz um und sagte Tschüss. Schlumpi war das unheimlich, er liebte sie doch so. Was mach Ich nun, dachte er. Also, sie kommt nicht in mein Haus, weil es schmutzig ist, weil es bröckelt, weil es Löcher hat, und stinken tut's auch, was mach ich? Ich hol mir ein Putzkommando! Also, gesagt getan, Schlumpi sucht das Putzkommando. Das kommt auf Bestellung, klappt wunderbar, in Form von Susi Dusch, Rudi Rüssel und Susi Brummse, ein schlagkräftiges Team. Damit man überhaupt mal sieht, was an dem Haus noch dran und gut ist, musste Susi Dusch ihren Einsatz fahren. Also Wasserhahn aufgedreht, Rudi Rüssel aktiviert, das schmutzige Wasser musste irgendwohin und es ging los. Wassermassen durchströmten das Haus, zeigten wo Ecken und Kanten waren, und Rudi Rüssel saugte, damit in dem Haus nicht eine Überschwemmung passierte. Es schluffzte und es rauschte, nachdem die beiden ihre Arbeit getan hatten, konnte man sehen, was von diesem Haus eigentlich noch übrig war. Jetzt war der Zeitpunkt gekommen, wo Susi Brummse an die Arbeit ran gehen musste. Sie holte ihre große Bürste raus und es ging los. In die Ecken und in die Kanten und es brummte und summte, und was holte sie alles aus den Ecken. Kekse, Nudeln, ne Kartoffel fand sie auch noch, Ketchup! Und nachdem sie ihre Arbeit getan hatte, wurde noch einmal ein Wasserstoß durchgesprüht, damit die restlichen Krümel und was alles noch in den Ecken war raus gepustet wurde, der Wind fegte durch die Räume und es war sauber. Ja, die Löcher wurden gleich auch noch verputzt, das Dach geflickt, das Haus war wieder strahlend schön. Schlumpi kannte sein eigenes

Haus nicht wieder. Er sagte sich, das dauerte so lange und eigentlich wollte er doch die Blendi so schnell wie möglich in sein Haus kriegen, und er sagte sich für die Zukunft: Putzkommando ist toll! Ham se ja toll gemacht, ich kann natürlich dieser Sache auch ein bisschen nachhelfen, wenn ich meinen Schrubber aktiviere und mein Feudel benutze, dann brauch ich die drei nicht so oft holen. Und er ging zu Blendi, lud sie in sein Haus ein, und sie tranken schön Kaffee und es war ein Wiedersehen mit Freude ...

Sanierung

DIE ZWEI ARCHITEKTEN

... es war einmal ein wunderschönes Hanggrundstück – und es gab zwei Architekten. Und jeder hat einen Bauplatz gehabt an diesem Hanggrundstück. Und der eine war furchtbar ehrgeizig und er war berühmt und er hat innerhalb von vier Wochen ein wunderschönes Haus hingestellt. Und der zweite Architekt, der hat erst einmal den Hang saniert und geschaut, dass da nichts wegrutscht. Und er hat dafür gesorgt, dass die Elektrizität stimmt, dass die Leitungen stimmen, dass die Kanalisation stimmt. Und dann hat er das Haus gebaut und hat das wirklich ganz genau durchdacht, dass alles da ist, was man braucht, dass genug Leerrohre da sind im Haus, wenn sich irgendwas verändert, wenn neue technische Möglichkeiten kommen, dass das Haus zum Umbauen ist, wenn die Kinder aus dem Haus ausziehen, dass das Haus anpassbar ist an neue Gegebenheiten und so weiter. Und jetzt frage ich Sie, in welches Haus würden Sie gerne einziehen? ...

MENÜ MIT SIEBEN GÄNGEN

... stellen Sie sich vor, Sie gehen in ein Restaurant, um einmal so richtig gut essen zu gehen. Sie suchen sich ein wunderschönes Menü mit fünf, sechs oder sieben Gängen aus und legen Wert darauf, dass das Menü in der richtigen Reihenfolge kommt. Und zwar nicht alles auf einmal, sondern erst die Suppe und dann vielleicht eine kleine Pause – dann eine Vorspeise und so weiter. Stellen Sie sich mal vor, wenn der Kellner mit einem großen Servierwagen kommen würde, und würde alle sieben Gänge auf einmal vorstellen. Ich wäre dann wahrscheinlich sauer und würde ihn bitten, diese Späße doch zu unterlassen – immer eins nach dem anderen, oder?

Prophylaxe

DIE AUTOWASCHANLAGE

Aufklärung

... manchmal ist es wichtig, dass man über das normale Zähneputzen hinaus die Zähne einer Art Grundreinigung unterzieht ... zwischen den Zähnen sammeln sich manchmal Stoffe an, die man mit den herkömmlichen Zahnreinigungsinstrumenten wie Zahnbürste oder Zahnseide nicht wegbekommt ... da nutzt es auch nichts, wenn man dreimal am Tag mehrere Minuten die Zähne putzt ... allerdings gibt es natürlich hier große Unterschiede zwischen den einzelnen Menschen ... Sie können Ihre Zähne durchaus mit einem Auto vergleichen ... vor kurzem war ich mit meiner Familie in der Toskana im Urlaub ... im Sommer regnet es in dieser Gegend praktisch nie ... alles ist sehr trocken und staubig ... wir waren in der Nähe von Siena auf einem großen Landgut, gingen wandern, besichtigen und baden, eben was man im allgemeinen im Urlaub so macht ... die Straße zu dem Gut war nicht asphaltiert ... wenn wir mit dem Auto also die Regionalstraße verließen und zu dem Gut fuhren, wurde viel Staub aufgewirbelt ... der das gesamte Auto umhüllte ... der Staub war so fein, dass er bis in die kleinsten Ritzen des Autos vordrang und sich festsetzte ... wie ein dünner Schleier hatte sich die Staubschicht über den Wagen gelegt ... es hatte keinen Sinn, das Auto zu säubern, beim nächsten Feldweg war es gleich wieder sehr staubig ... das einzige, das ich regelmäßig betätigte, war die Scheibenwaschanlage, so dass ich wieder deutlich sehen konnte ... nachdem der Urlaub zu Ende ging, fuhren wir wieder zurück nach Deutschland ... am nächsten Morgen fuhr ich mit dem Auto in die Waschanlage, direkt bei uns um die Ecke ... ich kaufte das stärkste Waschprogramm in der Hoffnung, dass hierdurch der Wagen wieder sauber wurde ... nachdem ich das Auto aus der Waschstraße gefahren hatte, entdeckte ich, dass selbst diese große Maschine nicht alle Reste dieses hartnäckigen Staubes entfernen konnte ... zu sehr hatte sich dieser Staub an verschiedenen Ecken und Winkeln festgebissen ... an den Stellen eben, wo die großen Bürsten nicht hinkamen, war der Staub fast so fest wie Zement ... wie Stein ... ich kam zu dem Schluss, dass es keinen Sinn mehr machte, zum zweiten Mal durch die Waschstraße zu fahren, denn dann wären diese Stellen auch nicht sauberer gewesen ... so entschloss ich mich, den Wagen noch einmal durch einen Fachmann mit der Hand waschen zu lassen ...das kostete zwar ein bisschen mehr, aber das war es mir schon wert ... das hatte wesentlich

Vergleich: Zähne = Auto

Herkömmliche Problembehebung nicht ausreichend

Fachmann kommt

Kosten

mehr Erfolg, so dass hierdurch auch die hartnäckigsten Staubschichten entfernt werden konnten ... so ähnlich können Sie sich das mit Ihren Zähnen vorstellen ... mit der Zahnbürste bekommen Sie nur die oberflächlichen Unreinheiten weg ... von Zeit zu Zeit ist eben eine gründliche Reinigung von einem Fachmann unerlässlich ... nebenbei bemerkt war auch noch der Luftfilter des Wagens so eingestaubt, dass er erneuert werden musste ... ich merkte das zum Glück bereits in Italien, weil der Wagen nicht mehr so beschleunigte, wie ich das gewohnt war ... nach dem fachgerechten Auswechseln des Filters zog er wieder ganz normal ...

Professionelle Problembehebung

Zahnstein entfernen

BEIM JUWELIER

... Zahnstein zu entfernen, ist mit der Aufgabe eines Juweliers vergleichbar. Er hat einen Rohling und so sieht das jetzt aus und ich gebe ihm (dem Patienten!) den Spiegel und sage: Schauen Sie, das ist jetzt alles eine Fläche, und jetzt werden Sie es sehen, wie wir das machen ... jetzt fangen wir erst mal an das Grobe wegzumachen, wie beim Rohling. Der fängt ja auch erst an mit Hammer und Meißel und dann, wenn ich anfange zu polieren, dann sage ich, jetzt kommt der Hochglanz drauf, dann Schluss. Dann zeige ich den Spiegel wieder und sage: sehen Sie, jetzt haben Sie's einzeln, jetzt sieht das aus wie ein Schmuckstück. Jetzt haben Sie den Glanz, und die Zähne sind ja irgendwie ein Spiegel. Genau wie Sie ein Schmuckstück tragen, genauso tragen Sie die Zähne. Sie zeigen jedem die Zähne und es muss doch angenehmer sein für Sie, einen sauberen Schmuck, ein glänzendes Etwas zu zeigen, als dieses Flächenförmige, Grobe, wie es vorher war ... habe ich nicht Recht?

IM SCHWIMMBAD

... bei uns ist es immer so, dass freitags Abends Schwimmen angesagt ist. Meine Söhne sind darauf geeicht, Freitag Abend zum Schwimmen zu gehen. Sie stehen also schon mit der Badetasche unter dem Arm da ... und da muss ich also mit ... aber ich habe oft überhaupt keine Lust – bin müde und hätte gerne meine Ruhe. Aber das ist angesagt und das muss stattfinden. Also, gut, wir fahren so abends um sieben ins Schwimmbad. Wenn wir da sind, dann ist das eigentlich ganz toll, dann ist die Unterwasserbeleuchtung eingeschaltet und das sieht ganz faszinierend aus ...

am Schluss, so gegen halb neun, wenn die Badezeit zu Ende geht, dann kommt der Bademeister und dann wird das Schwimmbad sauber gemacht. Und zwar hat er dazu so einen Hochdruckreiniger, und mit dem fährt er auf den Fliesen rum und spritzt das Wasser nach allen Seiten ... die Fliesen werden also ganz sauber gemacht, und da ist alles richtig nass. Am Schluss, wenn das alles gemacht ist, dann kommt noch eine große Maschine, das ist so ein Kasten, der hat vorne zwei sich drehende Kehrbesen ... die macht einen Höllenlärm. Mit der fährt er dann am Beckenrand entlang, putzt die Fliesen und saugt das Wasser gleichzeitig wieder auf, das er vorher verspritzt hat. Wenn das alles gemacht ist, dann ist rund um das Becken alles ganz sauber, und dann kann man am nächsten Tag das Bad wieder gut benutzen ...

SCHMUTZIGE STEINE

... Sie wissen ja, wie wichtig eine gute Zahnpflege ist ... dass Ihre Zähne und deren Umgebung hier in den allerbesten Händen sind ... manchmal erinnert mich meine Arbeit an einen Schatzsucher, der auf einer Insel wertvolle Steine findet ... diese Steine liegen direkt am Strand und sind mit Teer- und Ölresten, einer zähen, schwarzen Masse, gummiartig verklebt ... der Wind pfeift und das Wetter ist, wie man sich das vorstellen kann, eher schlecht ... wenn man dann beginnt, diese Steine von dem Teer und den Ölresten zu säubern, dann muss man manchmal ganz schön bürsten und scheuern ... aber das lohnt sich ja, denn diese Steine sind ja wertvoll – nicht so, wie Diamanten, nein, eher so, wie schöne, blankpolierte Zähne ... die strahlend in die Augen fallen ... gute Zähne sind zwar keine Edelsteine, dass weiß ja jeder, aber sie sind mindestens genau so wertvoll, wenn nicht sogar wertvoller ... ich habe den Eindruck, dass Sie genau wissen, was ich Ihnen damit sagen will ...

Mundgeruch

DER FEUERSPUCKENDE DRACHE

Ablenkung und märchenhafte Anreicherung

... und es gibt Geschichten, die erinnern einen an die eigene Kinderzeit ... an eine Zeit, in der die Bäume sprechen konnten und die eigenen Träume Flügel hatten ... an eine Zeit, in der die Märchenwelt wie eine innere Wahrheit mit den Poren der Haut gefühlt wurde ... wo der Märchenprinz mit sehnsüchtigen Augen seine Braut in einem hohen Turm anbetete ... ja, aus diesen Zeiten will ich dir erzählen ... von einem Drachen in seiner Burg, hoch oben auf dem Drachenfels. Dieser Drache war ein ganz besonderer Drache – er spuckte Feuer und Dampf, im Gegensatz zu den anderen Drachen, die das nicht machten ... aber, weil er das schon immer tat, fiel ihm das nicht weiter auf – er schnaubte die Drachen, die in seiner Umgebung waren, mit seinen Schwefeldämpfen ständig an ... ihm fiel auf, dass immer dann, wenn er sich anderen Drachen näherte, diese von ihm zurückwichen, so, als wäre irgendetwas nicht ganz in Ordnung ... denn Feuerdämpfe mit Schwefel, die bringen sogar hartgesottene Drachen zum Husten, wenn sie diese einatmen müssen ... unser Drache verstand die Welt nicht mehr. Immer, wenn er sich anderen näherte, ja fast immer, verzogen diese ihre Drachengesichter und schritten von ihm zurück ... Keiner dieser Drachen traute sich, sich dem feuerspuckenden Tier zu nähern ... um ihm die Wahrheit zu sagen. Alle fürchteten sich vor dem Dampf, den heißen Funken und dem Feuerstrahl ... Der feuerspuckende Drache wusste nicht mehr weiter – er hatte das Gefühl, dass er von allen anderen gemieden wurde. Das stimmte ihn traurig, und ließ ihn noch stärker seine Schwefeldämpfe ausschnauben.

Mundgeruch

Soziale Ausgrenzung

Unwissenheit

Isolation

So saß er die meiste Zeit in seiner Drachenhöhle und langweilte sich ... eines Tages ging er aus seiner Höhle, um ein wenig frische Luft zu schnappen ...es hatte gerade geregnet und überall auf der Wiese hatten sich große Wasserpfützen gebildet ... das war eine Seltenheit, denn du musst wissen, dass es in dem Drachenland selten regnet ... Als er mehr oder weniger zufällig in eine der Pfützen schaute, sah er plötzlich sein Spiegelbild – aber nur für einen kurzen Moment, weil sein eigener Schwefeldampf die Wasseroberfläche gelb färbte und er daraufhin nichts mehr sehen konnte ... außerdem fing das Wasser an zu kochen und Blasen zu werfen, und dann kann man ja auch nichts mehr erkennen ... als er so an der Pfütze stand, sah er, wie in der Ferne andere Drachen eine Pflanze verspeisten, die ihm fremd war. Er schlich sich zu dieser Stelle und probierte auch von dieser Pflanze ... sie schmeckte ein bisschen merkwürdig, leicht bitter aber nicht schlecht ... er konnte es für sich gar nicht genau beschreiben, aber er fühlte, dass es etwas Wichtiges war, was er da aß ... als er sich mehr zufällig den anderen Drachen näherte, merkte er, dass etwas Unerwartetes geschehen war ... sie wichen nicht mehr von ihm zurück, sondern sie verhielten sich diesmal ganz normal ... das freute ihn, obwohl er in diesem Moment noch nicht wusste, dass das Verspeisen die-

Andeuten einer korrigierenden Erfahrung

Pflegemittel

Lernen einer Verhaltensänderung

ser Pflanze damit zusammenhing ... Wenig später aber lernte er diesen Zusammenhang, dass nämlich die Pflanze seinen Schwefeldampf in Rosenduft verwandelte und der heiße Feuerdampf in normale Luft ... Manchmal ist es eben wichtig, dachte der Drache, einfach zu wissen, was einem gut tut ... so aß er jeden Tag von dieser Pflanze, wie auch die anderen Drachen und machte auf diese Weise vollkommen neue Erfahrungen.

Der unzuverlässige Patient

DACHDECKER

... manchmal ist die Gesundheit eines Menschen mit einem Haus vergleichbar ... ich erinnere mich an einen ehemaligen Nachbar von mir, er wohnte in der gleichen Strasse und wir sprachen des Öfteren miteinander ... er wohnte direkt unter dem Dach in einem zweistöckigen Haus ... eines Tages regnete es stark, ein Wolkenbruch ging nieder und das Wasser stand mehrere Zentimeter auf der Straße, aber nicht nur dort stand es, sondern es tropfte außerdem noch im Wohnzimmer meines Nachbarn, das Dach war offenbar an einer Stelle undicht ... kurze Zeit später kam der Dachdecker und begutachtete mit dem Nachbarn sein Dach ... dort waren zwei beschädigte Ziegel, direkt über der Stelle, wo es ins Wohnzimmer hineinregnete ... der Dachdecker schaute sich gründlich um, und meinte, dass am Dach so einiges gemacht werden müsse, um es fachgerecht abzudichten ... mein Nachbar allerdings war anderer Meinung und er beschloss, nur die beiden Ziegel austauschen zu lassen, das würde voll und ganz reichen ... sonst sah man wirklich nicht allzu viel, was man erneuern sollte, und ob das ja alles stimmt, was einem der Dachdecker so sagt, na ja, da kennt man ja so allerhand Geschichten ... also entfernte der Dachdecker nur die beiden zerbrochenen Ziegel, während er nochmals mahnte, umfassende Erneuerungen des Daches in Angriff zu nehmen ... nachdem die beiden Ziegel erneuert waren, hatte mein Nachbar Ruhe, aber nicht allzu lange, denn wer hätte schon daran gedacht, dass sieben Wochen später ein Gewitter mit Starkregen über die Stadt niederging und es diesmal wieder in sein Dachgeschoss hineinregnete ... das war wirklich ärgerlich für den Mann, diesmal war es die Küche, die etwas abbekam ... natürlich bestellte er wieder einen Dachdecker, diesmal einen anderen, wieder ging er mit ihm gemeinsam aufs Dach und wieder sprach auch der Mann von

Ablenkung, Nachbar = Patient

Gesundheitsproblem

Rat des Fachmannes wird ignoriert

größeren Sanierungen, die unbedingt durchgeführt werden müssten ... so ein Quatsch, dachte mein Nachbar, die wollen doch alle nur verdienen und lügen einem das Blaue vom Himmel ... diesmal war es nur ein beschädigter Ziegel, und mein Nachbar war der felsenfesten Überzeugung, dass der Austausch dieses Ziegels reichen würde ... so weit er sich umschaute, sah sein Dach auch nicht anderes aus, als die Dächer der Nachbarhäuser, warum soll er dann eine Menge Geld ausgeben und Dreck haben, wenn es nicht nötig ist, so seine Meinung ... wieder ging alles gut, aber nur kurz, denn wer hätte schon gedacht, dass der Herbst so stürmisch und regnerisch werden würde, dass der Wind tagelang ums Haus pfiff ... und immer wieder starke Regenschauer dazwischen ... ich weiß nicht, wie die Gedanken eines Menschen sind, wenn er sieht, dass es an mehreren Stellen seiner Wohnung gleichzeitig von der Decke herabtropft ... ich bin froh, dass ich so etwas noch nicht erlebt habe ... aber ich weiß auch, dass ich kein Fachmann für Dächer bin und dass diese Reparaturen viel teurer sind als man sich das so allgemein vorstellt ... denn wenn einmal ein Dach und Teile der Wände so richtig durchnässt sind, dann ist es fast schon zu spät, nur von kleinen Reparaturen zu sprechen, dann wird aus dem Haus und der Wohnung eine richtige Baustelle ... und ich glaube zu wissen, dass Sie wissen, wie ich das meine ... denn es gibt eben schon einen Unterschied zwischen Sein und Schein, und wenn man dann noch richtiges Pech hat, dann muss auch noch der Boden erneuert werden, der das Wasser aufsaugt, als wäre er ein Schwamm ... dann muss man sehr schnell was machen, denn ob man will oder nicht, wenn man nichts tut, dann kommen noch Schimmelpilze hinzu, die man möglicherweise überhaupt nicht mehr wegbekommt ... und es ist einfach wichtig, zum richtigen Zeitpunkt die richtigen Dinge zu erledigen ... man spart sich dadurch nicht nur eine Menge Ärger, sondern auch noch ein Menge Geld ... manche Menschen, so wie mein ehemaliger Nachbar, werden eben erst durch Schaden klug ... denken Sie mal in aller Ruhe darüber nach ...

Rat des Fachmannes wird erneut ignoriert

Schleichende Problemhäufung

Schwerer Gesundheitsschaden

Lernen aus Schaden

AUTOINSPEKTION

... und es ist schon wichtig, so meine ich, sich an die Termine zu halten, die man deshalb ausmacht, um der eigenen Gesundheit Vorbeuge zu leisten ... manchmal wird einfach nur inspiziert, ähnlich wie bei der Durchsicht eines Autos ... oft ist dann alles in Ordnung und der Kunde kann dann seinen Wagen schnell und kostengünstig wieder abholen ... stellen Sie sich einmal vor, wie es sich anhört,

Metaphorische Anspielung (Auto = Körper)

wenn Ihr Auto plötzlich stark klopfende Geräusche von sich gibt ... das Auto fährt zwar noch so wie immer, scheinbar ganz normal, aber diese seltsamen Klopfgeräusche, die sich beim Gasgeben noch verstärken, sind für Ihre Ohren ausgesprochen unangenehm ... es gibt eine einfache Möglichkeit, dieses störende Geräusch zum Schweigen zu bringen ... Sie könnten sich zum Beispiel Ohrstöpsel in Ihre Ohren stecken und einfach weiterfahren und so tun, als ob nichts wäre ... Sie könnten auch während der Fahrt das Radio so laut einstellen, dass es die Geräusche des Wagens übertönt und einfach weiterfahren ... aber jeder weiß, dass diese Lösungen sehr schlechte Lösungen sind ... wenn man nicht regelmäßig seinen Ölstand im Motor überprüft, dann kann es eben passieren, dass die Kolben nicht mehr richtig geschmiert werden und als Folge dessen irgendwann Eisen auf Eisen reibt, ohne ölhaltigen Schutzfilm dazwischen ... dann beginnt der Motor so richtig heiß zu werden und kurze Zeit später werden sich die Kolben ineinander fressen ... jeder Autofahrer weiß, wie wichtig die Kontrolle des Ölstands oder des Kühlwassers ist, wie wichtig es ist, die Batterie zu prüfen, so dass der Wagen auch zum richtigen Zeitpunkt anfahren kann ...

Probleme und Scheinlösungen

ich erinnere mich an einen Freund, dem ich in meiner Studienzeit einen 2CV, damals so etwas wie ein Kultwagen, verkauft hatte ... ich sagte ihm, dass dieser Wagen Öl verlieren würde, weil die Dichtungen nicht mehr 100%ig wären und er alle 200 Kilometer nach dem Ölstand schauen sollte ... das jedoch machte er nicht, weil der Wagen, solange er fuhr, für ihn vollkommen in Ordnung erschien ... so fuhr er fast 1.000 Kilometer, ohne dass ihm irgendetwas auffiel ... das war, sage ich Ihnen, ein wirklich großer Fehler ... irgendwann, ich glaube es waren 6–8 Wochen vergangen, blieb mein Freund mitten in München in einer Unterführung mit seinem Wagen liegen ... es war gerade Feierabendverkehr ... der Verkehr staute sich so lange, dass der Abschleppwagen 20 Minuten brauchte, um zu ihm zu gelangen ... die Polizei war auch schon vor Ort und nahm den Schaden auf ... das Ende vom Lied waren eine saftige Rechnung vom Abschleppdienst, eine Anzeige von der Polizei und ein Auto mit Totalschaden ... aber aus Schaden wird man ja klug, zumindest sagt man das so ... denn es scheint einfach wichtig zu sein, bestimmte Dinge im Leben regelmäßig zu warten und zu inspizieren, vor allem Dinge, die täglich benutzt werden und einer großen Abnutzung unterliegen ... und ich denke, dass Sie genau verstehen, was ich Ihnen mit dieser Geschichte nahe bringen will ... denken Sie einmal in aller Ruhe darüber nach ...

Freund = Patient

Probleme, die aus mangelnder Wartung resultieren

Persönlicher Schaden

Zungenbrennen

EXOTISCHE GEWÜRZE

... ja, wissen Sie zu diesem Thema fällt mir sofort unser letztes Essen in der Kantine ein. Fad wie immer, Einheitsbrei, wir wollten gerade die Aluminiumnäpfe an den Rand des Tisches schieben, bis ein Kollege sagte: »Mensch, damals beim Inder, wir hatten alle dampfende Teller vor uns, es duftete köstlich und jeder haute rein. Aber nach wenigen Bissen kam die Überraschung, plötzlich feuerte allen der Mund, auf der Zunge fühlte es sich an als ob es tausend Stiche gäbe. Die Gewürze wirkten also schon. Jeder schrie sofort nach dem Kellner, der eine wollte viel Wasser, der nächste wollte mit viel Rotwein löschen, aber eh ich mir überlegen konnte, was ich nun eigentlich wollte, ja, da merkte ich, durch das Zusammenspiel der ganzen Speisen und Gewürze gab es plötzlich eine Harmonie, und ich dachte: Es war eine gute Erfahrung ... es brannte nicht mehr ... es war wie gelöscht ...

BRENNNESSELN

... da fällt mit die Geschichte mit meiner Tochter ein. Wir saßen vor der Haustür und sie kam gerannt, barfuß aus dem Garten und schrie – Stacheln, rote Flecken und ein unerklärliches Pieken. Da rannte meine Frau los und wollte schon Wasser holen für kalte Umschläge. Ich betrachte mir die Füße meiner Tochter, sah kleine rote Pickelchen und wir kamen drauf, klar Brennnesseln! Nach wenigen Sekunden war das abgeklungen und plötzlich lachte sie. Es war für sie eine interessante Erfahrung. Ohne diese Brennnesseln hätte sie nie gespürt, wie so etwas pieken und vergehen kann ... da gibt es manchmal ganz verrückte Sachen, die gehen so schnell vorbei, wie sie kommen ... das kennt doch jeder von uns, oder? ...

Taubheitsgefühl an der Lippe

DICKE ZEHEN

... ja, manch ein Patient befürchtet, dass nach der Betäubung die Lippen noch für längere Zeit taub bleiben und das Gefühl doch sehr unangenehm ist ... da erinnere ich mich an eine Geschichte von einen Bekannten, der hat sich fürchterlich den Fuß gestoßen und seine Zehen wurden ganz schnell dick... es war ein sehr unangenehmes, schmerzhaftes Gefühl. In seiner Not, dieses unan-

genehme Gefühl zu beseitigen, fiel ihm nichts Besseres ein, als sich einen Eimer mit eiskaltem Wasser zu machen, eiskaltes Wasser – er hat den Fuß dort hineingetaucht. Und dann hat er ganz schnell gemerkt, dass dieses unangenehme Gefühl in ein angenehmes Gefühl überging und die Schmerzen in seinem Fuß sich verflüchtigten. Sie wurden immer schwächer, es wurde sehr kalt, und das kalte Gefühl wurde so stark, dass sämtliche Schmerzen weg waren.
Nach einiger Zeit, als er den Fuß aus dem Eimer nahm, merkte er, dass er immer noch dieses taube Gefühl hatte – doch er war überrascht, wie schnell sich dieses taube Gefühl wieder in ein hörbares, na ja, Sie wissen, wie ich das meine, wenn ich die Worte buchstäblich benutze, verwandelt hatte ... manchmal passieren Veränderungen schneller als man vermutet, habe ich nicht recht?

Wurzelspitzenresektion

DIE SARDINENDOSE
... diese Woche hatte ich großen Hunger auf Fisch. Kennen Sie so ein Gefühl, so einen Schmacht. Die ganze Wohnung habe ich durchsucht und endlich eine Sardinendose unter dem ganzen Vorrat gefunden. Eine mit so einem aufgeklebten Schlüssel, eine die man über die Ecke aufrollt. Natürlich, als gerade der leckere Fisch zu sehen war, brach die Lasche ab. Sofort ging die Suche nach einem geeigneten Dosenöffner los. Es fand sich natürlich kein geeigneter. Schließlich machte ich mich mit einem geeigneten Gegenstand, mit dem sich vorsichtig der Deckel anschneiden ließ und mit einem Schraubenzieher ans Werk. Dabei floss bereits das Öl aus – ich musste mich richtig konzentrieren. Ich tupfte, schlürfte und schlabberte.
Da ich mit dem Werkzeug nicht weiterkam, suchte ich mir im Keller einen kleinen Bohrer, der auch im Modellbau Verwendung findet. Mit dem arbeitete ich mich langsam den Dosenrand entlang. Endlich konnte ich den köstlichen Doseninhalt auslöffeln, der leider nicht mehr ganz nach Ölsardine aussah. Sorgfältig spülte ich die Dose aus, legte sie wieder zusammen und warf sie in den gelben Sack ... Geschichten gibt es ...

Abszess spalten

HUNDSTAGE

.... ich möchte dir eine Geschichte erzählen von meinem Hund. Mein Hund ist ein ganz großer Belgischer Schäferhund mit ganz langen Haaren, so rötlich braun – diese Belgischen Schäferhunde sind unheimlich lebhaft. Die sind unheimlich neugierig, die klettern überall rum, die halten sich gerne im Gestrüpp auf. Und mein Hund ist von meinem Vater dressiert worden auf Tennisbälle ... also der riecht einen Tennisball, hundert Kilometer gegen den Wind ... und wenn er diesen Tennisball riecht, kriegt er einen unwahrscheinlichen Drang, und dann muss er diesen Tennisball haben. Die Tennisplätze, die sind alle eingezäunt. Also kommt es schon des Öfteren vor, dass sich mein Hund durch diesen Zaun drängt. Und dann kommt es auch vor, dass er sich dabei verletzt, wenn er sich durch diesen Zaun drängt. Und neulich hat er sich durch so einen rostigen Zaun gedrängt – da hat er sich an der Seite eine Wunde zugezogen und ein Stück von dem rostigen Zaun steckte in der Seite – das wurde ganz dick und das hat geeitert, und ich hab dann versucht das herauszumachen, aber der Hund hat ja keinen Verstand, er wollte zwar, dass ich ihm helfe, aber seine Angst hat ihn mir immer wieder weglaufen lassen. Und dann bin ich auf allen Vieren durch die ganze Wohnung hinter dem Hund her gekrochen – immer wenn ich ihn gerade erwischt hatte, war er wieder weg. Und da hab ich mir dann überlegt, so geht das nicht. Und dann hab ich meinen Mann gerufen, und dann ist der hinter dem Hund her, und dann waren wir eine Stunde beschäftigt, und der Hund hatte immer noch Schmerzen. Und der lief immer weiter, und dann irgendwann haben wir ihn zu packen gekriegt, und dann hat er sich auch erst noch gewehrt, und hinterher hat er gemerkt, dass es keinen Zweck mehr hat, dass es eigentlich besser ist für ihn, wenn er schön ruhig da liegt. Mein Mann hat dann auch ganz beruhigend auf ihn eingesprochen, und dann haben wir ihn noch mit Leckerlies bestochen, auf jeden Fall lag er dann so schön ruhig da, und da gab es dann einen kurzen Bitsch mit der Nadel – dann hab ich einmal draufgedrückt, und dann hat sich alles entleert. Und dann war er ganz dankbar und glücklich und hat mir die Hände geleckt und war unheimlich froh – man sah dem Hund also richtig die Erleichterung an, dass dieses blöde Ding jetzt endlich aus seiner Seite heraus war.

Wurzelspülung

BABYFLÄSCHCHEN

... ach, wissen Sie, das ist genau wie bei mir heute morgen. Die Babyfläschchen waren einfach nicht sauber und ich habe mich geärgert. Sonst stehen sie gereinigt im Schrank und heute eben alle noch dreckig in der Spüle. Also habe ich die Flaschenbürste genommen, etwas Spüli dazu gegeben und immer richtig schön in die Flasche rein und am Rand entlang gebürstet ... genau wie ich jetzt mit meinen Feilen die Dinge sauber mache, so habe ich die Flasche unter dem Wasserhahn mit Spülflüssigkeit wieder gereinigt ... man sollte so ein Babyfläschchen immer gleich gut durchspülen, damit sich keine hartnäckigen Bakterien dort festsetzen können ...

Brücke entfernen

SÜDAFRIKA UND DER BURENKRIEG

... wenn ich mir so Ihre Zähne anschaue, dann erinnere ich mich an meine Südafrikareise, die ich vor einigen Jahren unternommen habe ... Südafrika ist wirklich ein interessantes Land, wir haben dort bei Freunden gewohnt, die uns eingeladen haben ... in Südafrika gibt es grandiose Landschaften und riesige Naturparks, aber Südafrika hat auch eine bewegte Geschichte ... vor etwa 100 Jahren gab es dort einen Krieg, den Burenkrieg – in diesem Krieg ging es um Gold, sehr viel Gold. Gegen die Buren haben die Engländer gekämpft, ihren Nachschub an Waffen haben sie hauptsächlich mit der Eisenbahn transportiert ... da das Gelände sehr hügelig und bergig war, mussten an bestimmen Stellen große Eisenbahnbrücken gebaut werden – die Brücken wurden natürlich besonders bewacht, so dass der Nachschub rollen konnte. Eines Tages jedoch gelang einem Spezialkommando der Buren eine wichtige Brücke so zu beschädigen, dass kein Zug mehr über sie fahren konnte ... Die Brücke stand zwar noch, jedoch war sie nicht mehr funktionsfähig. Es musste schnell gehandelt werden, denn der Nachschub der Engländer war gefährdet. So wurden die besten Brückenbauer des Landes herangezogen und beratschlagten, was zu tun sei ... Alle, ohne Ausnahme, kamen zu dem Schluss, dass die Brücke vollkommen abgebaut werden sollte und ein neue errichtet werden musste. Das geschah dann auch – übrigens relativ schnell – in wenigen Wochen wurde eine vollkommen neue Brücke errichtet, die heute noch steht ... als ich unter dieser gewaltigen Brücke als Tourist stand und mir mein Freund diese Geschichte erzählte, muss ich wohl vor Staunen meinen Mund so weit offen gehabt haben, dass ich gar nicht merkte, dass mein Freund schon auf dieser Brücke stand und zu mir herunterrief ... Sachen gibt es ...

Herpes

DER AMEISENHAUFEN

... dieses Jahr war ja ein schöner Sommer, wir waren zusammen mit den Kindern im Wald und wollten Heidelbeeren suchen und wir hockten da so zwischen den Heidelbeerbüschen und stopften uns den Mund voll – keiner hat gemerkt, dass da in der Nähe ein Ameisenhaufen war. Die Ameisen krabbelten an unseren nackten Beinen hoch und das fing an zu kratzen und du hattest das Gefühl, die werden immer mehr und es war unangenehm ... du musst kratzen und kratzen ... wir sind dann ganz schnell aufgesprungen und haben das alles von uns weggekehrt, aber die kamen wieder, das war wie Leim, die klebten förmlich an unserer Haut ... dann sind wir relativ schnell durch den Wald gelaufen und – Gott sei Dank – da war ein Waldsee. Ganz klares, kaltes Wasser, und wir haben unsere Schuhe und unsere Strümpfe ausgezogen und haben unsere Beine da rein baumeln lassen – und das war angenehm. Das Kribbeln hat aufgehört, wir haben ganz kalte Füße, kalte Beine gehabt, und wenn du dir vorstellst, dass das so ähnlich ist mit deinem Herpes, dann nimm einfach ein Glas kaltes Wasser, spül deinen Mund aus – genieße den Schluck und schon wird es besser ... probier es einfach aus ...

Empfindliche Zahnhälse

OFFENE FENSTER

.. letztes Wochenende habe ich mich mit einer Freundin getroffen und es war sehr schön, wenn man sich mal wieder austauschen kann. Und meine Freundin hat mir erzählt, dass sie jemanden kennt, der etwas Seltsames erlebt hat. Er war gerade außer Haus, als er bemerkte, dass ein schwerer Sturm im Anmarsch war ... er hat sich erinnert, dass er zu Hause die Fenster offen gelassen hat.

Er fährt also nach Hause und als er die Tür öffnet, heult der Wind durch die Fenster und durch die Tür und er pfeift ihm ins Gesicht und er fühlt sich ganz unwohl … es ist ein unangenehmes Gefühl um seinen Kopf und seinen Körper. Die eisige, unangenehme Kälte umfängt ihn, so dass er sich überhaupt nicht mehr wohlfühlen kann. Und der Wind bringt im Haus auch alles durcheinander – er versucht die Fenster zu verschließen, und zum Teil gelingt ihm das auch … aber einige Fenster sind im Wind zerbrochen, so dass er Hilfe braucht, und diese Hilfe wird ihm von seinem Nachbarn gegeben … ich habe schon mal gesehen, wie das bei den Ameisen war, als ein großes Unwetter kam. Die haben ihr Volk geschützt, indem der ganze Staat sich zusammengetan hat … sie haben alle Löcher und Eingänge ihres Ameisenhaufens verschlossen … das ging ganz schnell … nun sind Ameisen zwar keine Menschen, aber der Nachbar hat gemeinsam mit diesem Bekannten das Fensterglas ausgetauscht, die Fenster fest verschlossen und alle Ritzen abgedichtet, damit der Wind an den Fenstern außen abprallt. Nur noch das Geheul des Windes hat ihn daran erinnert, dass er etwas Unangenehmes empfunden hat. Und während er die Heizung in dem verschlossenen Haus aufdrehte, fühlte er sich warm und gut … und wenn Sie sich vorstellen, dass in Ihrem Inneren Helfer im Zahn sind, die auch von innen die kleinen Kanälchen fest abdichten, so werden Sie bald wieder vollständig beschwerdefrei sein können …

Implantate

DER ALTE FLÜGEL

Pacing … natürlich wissen Sie, dass Implantate Implantate sind und Implantate sind eben keine richtigen Zähne … aber mit dem Echt oder Unecht ist es schon so eine Sache für sich … wissen Sie, woran mich das mit Ihren Zähnen erinnert? … ich meine mit den neuen Zähnen, die Sie hier in unserer Praxis bekommen werden … es erinnert mich an eine Begebenheit mit meiner Großmutter … Sie müssen dazu wissen, dass mein Großvater ein leidenschaftlicher Flügelspieler war … er hatte sogar mehrere Preise bei verschiedenen Musikwettbewerben bekommen … allerdings habe ich meinen Großvater nie selber zu Gesicht bekommen, weil er schon sehr früh gestorben ist … ich kenne ihn eigentlich nur aus den überlieferten Geschichten von meiner Mutter und meiner Großmutter und immer wieder schwärmten beide davon, wie schön und einfühlsam er auf dem Flügel spielen konnte ... meine Großmutter wohnte in einen relativ großen Haus mit einem riesengroßen Kellergewölbe ... dort stand so allerhand Krempel herum ... als ich mich eines Tages aufmachte, diese Dinge einmal näher in Augenschein zu nehmen, sah ich, dass es unter verschiedenen, sehr verstaubten Kisten und alten Kleidern noch einen alten Flügel gab ... mit einer Staubschicht, die mehrere Zentimeter hoch war ... zwei Beine des Flügels waren angebrochen und aufgesplittert ... ich räumte den Krempel zur Seite und legte den Flügel behutsam frei ... es war ganz komisch, aber kurzzeitig schien es mir so, als würde ich meinen Großvater, den ich ja nur von Bildern her kannte, an der Tastatur des Flügels sehen, hören, wie er mit den Tasten spielt ... ich spürte eine seltsame Verbindung zu diesem wundervollen alten Instrument ... mit drei Freunden und großen Tragegurten hievten wir schließlich das Klavier aus dem Kellergewölbe ... hinter dem Haus war eine kleine Werkstatt, in die wir anschließend den Flügel trugen ... es war ein sehr altes, fast würdig dreinblickendes Instrument mit einem kyrillischen Schriftzug ... mein Freund verstand etwas von alten Musikinstrumenten und wusste, dass es ein alter russischer Flügel war ... erbaut etwa um 1900 ... fast schon ein Museumsstück ... natürlich existierte das Werk nicht mehr, das diesen Flügel gebaut hatte, so gab es auch keine Ersatzteile mehr ... also mussten wir uns selber helfen ... das Stimmen des Flügels und das Putzen war eigentlich kein großes Problem ... ein großes Problem jedoch waren die beiden Füße des Flügels, die, so schien es mir, nicht nur gesplittert, sondern auch vermodert waren ... die konnten man nicht mehr restaurieren ... also maßen wir den Umriss, die Länge, fotografierten die Beine aus unterschiedlichen Perspektiven, nahmen Farb- und Holzproben und machten uns an die Arbeit ... es war viel Arbeit, die ein behutsames Vorgehen erforderlich machte ... schließlich wurden die beiden unbrauchbaren Beine aus dem Flügelkörper entfernt ... sie waren so richtig tief ins Holz eingeschraubt ... das war damals noch richtige Wertarbeit ... dann nahmen wir die von uns nachgemachten und kaum von den echten zu unterscheidenden Füße und begannen damit, diese in den Corpus des Flügels an die dafür vorgesehenen Stellen einzufassen ... das machten wir sehr gründlich und geduldig, nach dem Motto »Gut Ding braucht gut Weil« ... und Sie werden es kaum glauben, aber als wir mit unserer Arbeit fertig waren und den Flügel in das alte Musikzimmer meines Großvaters stellten ... sah er aus wie neu ... wir konnten es selber kaum fassen ... der Flügel

Alter Flügel stellvertretend für beschädigte Zähne

Beine des Flügels stellvertretend für einzelne Zähne

Sorgfältige Vorarbeiten

Hinweis: Ersatz ist notwendig

Hier (in der Zahnarztpraxis) gibt es eine gründliche Behandlung

Operation und Einsetzen der Titanstifte

Orientierung auf ein gelungenes Ergebnis

blinkte und die in das Zimmer fallenden Sonnenstrahlen wurden wie mit einem Spiegel von der schwarz polierten Oberfläche in den Raum zurückgeworfen ... immerhin, von den vier Füßen waren ja zwei ausgetauscht und eigentlich nicht echt ... man konnte keinen Unterschied erkennen ...

Hemisektion

HERBSTLICHES

... am letzten Wochenende war ich bei Freunden im Garten, und wie das jetzt beim herbstlichen Wetter so ist, hat man ja viel im Garten zu tun, wie z. B.: Laub fegen, man muss so ein bisschen umräumen für das nächste Frühjahr, damit das nächste Jahr auch gut anfangen kann. Ein paar Tage vorher ging ein starker Wind und ein alter Baum war umgefallen. Wir mussten nun den restlichen Baumstumpf mit Wurzeln und allem, was dazugehört, ausgraben. Man kann sich vorstellen, wie viel Wurzeln so ein Baum hat, wenn er erst mal richtig alt ist, und der war richtig alt.
Wir haben uns dann also warm angezogen und mit Spaten, Hacke, Schippe, Axt und allem, was man dazu so braucht, aufgemacht und haben dann angefangen, auf diesen Baumstumpf loszuhacken. Das war anstrengend, denn wir mussten ihn natürlich teilen, denn er hatte einen riesigen Durchmesser. Ein anderer hat versucht, am Rand die Wurzeln auszugraben und so nach und nach konnte man das alles freilegen und konnte den ganzen Baumstumpf sehen. Wir haben ihn dann also wirklich mit vereinten Kräften nach langer Arbeit erfolgreich herausgeholt. Da klaffte natürlich dann ein riesiges Loch, und dieses Loch haben wir dann auch noch mit einer Platte abgedeckt, damit da ja keiner reinfällt, denn es war inzwischen schon dunkel geworden und wir haben den Rest beiseitegeräumt.
Abends sind wir dann gemütlich eingekehrt und haben etwas Warmes getrunken, und uns war eigentlich richtig wohl zumute, dass wir diesen Baumstumpf losgeworden waren und im nächsten Frühjahr alles von neuem losgehen kann ...

Kronentrennen

GIPSBEIN

... wenn man so die Geräusche hört, das rappelt ja richtig im Kopf, das knackt und knirscht, man fühlt sich gar nicht so wohl dabei, weil man stellenweise doch Angst hat, dass das wehtun könnte ... das erinnert mich so ein bisschen daran, wie ich vor nicht allzu langer Zeit einen Skiunfall gehabt habe. Dabei habe ich mir das Bein gebrochen, und wenn man dann den Gips so lange Zeit draufhat, muss der ja auch irgendwann wieder runtergeholt werden ... und wenn die dann mit ihren Instrumenten drangehen und das knackt und knirscht ... und man hört dann diese Gipsfräse, die sich durch den Gips wühlt – das ist schon ein befremdliches Gefühl. Man hat ja doch irgendwie die Befürchtung, dass der abrutscht mit seiner Gipsfräse – aber wenn der Gips dann runter ist, fühlt man sich viel freier ... man kann alles wieder richtig sauber machen, man kann die Stellen, die so gejuckt haben, wieder erreichen. Es ist also schon eine große Erleichterung, wenn dieses Ding dann endlich runter ist ... und Sie wissen, dass ich Recht habe ...

Stärkung des Selbstvertrauens

DIE REISE

Beschreibung eines überschaubaren Szenariums

... es war einmal vor längerer Zeit, da lebte ein kleines Mädchen auf einer Insel hoch oben im Nordmeer. Diese Insel war nicht besonders groß – alles war überschaubar und jeder kannte dort jeden. Na ja, was man eben so unter Kennen versteht. Die meisten Menschen auf dieser Insel hatten blonde Haare und eine helle Haut. Die Insel hatte etwas Heimeliges an sich, ja, fast etwas Gemütliches. Alles war überschaubar, es gab nur wenig Überraschungen. Zu den größten Überraschungen jedoch gehörte es, dass es hin und wieder vorkam, dass ein Fischer einen Fisch an Land zog, der größer als drei Meter war. Da war das Staunen groß, alle liefen dann zu der Stelle, wo der Fischer seinen Fisch stolz präsentierte, und ein Raunen ging durch die Menge, als er erzählte, wie er mit diesem Fisch kämpfen musste, um ihn zu besiegen. Wenn so ein Ereignis stattfand, sprachen die Menschen auf dieser Insel noch wochenlang von diesem Spektakel. Aber es gab im Jahr noch eine größere Überraschung. Dazu gehörte das Anlegen eines großen Schiffes – einmal im Jahr war es so weit.

Andeutung einer möglichen Veränderung

Das war für die Bewohner immer der außergewöhnlichste Tag im Jahr. Wenn das Schiff bereits am Horizont gesichtet wurde, da gab es für die Einwohner in Nordland, so hieß nämlich diese Insel, kein Halten mehr. Alle strömten wie von der Tarantel gestochen an den Strand, um das Schiff zu sehen. Es warf den Anker aus und kleine Boote, vollbeladen, wurden zu Wasser gelassen. Die kleinen bunten Boote wurden zum Strand gerudert und die Besatzung herzlichst begrüßt, obwohl keiner von Nordland ihre Sprache verstand.

Neue Erfahrungen werden angedeutet

Man redete einfach mit Händen und Füßen und konnte sich auf diese Weise verständigen. Die fremden Leute hatten alle eine bräunliche Haut und pechschwarze Haare. Auffällig war der starke Kontrast zwischen ihren schneeweißen Zähnen und der dunklen Haut – das sah fast unheimlich aus. Das kleine Mädchen rannte am Stand herum und konnte erkennen, wie die Männer unterschiedlichste Dinge tauschten. Felle und Gewürze, seltene Hölzer und glitzernde Metallplatten wechselten ihre Besitzer. Das Schiff blieb immer nur einen einzigen Tag vor der Insel liegen – keiner wusste,

Fahrt ins Ungewisse

woher es kam und wohin es ging. Aber das war ja schließlich nicht das Wichtigste, wichtig allein war, dass es mit der Regelmäßigkeit eines Uhrwerkes jedes Jahr am gleichen Tag zur gleichen Tageszeit die Insel ansteuerte. Neugierig schaute das Mädchen vom Ufer auf das riesige Schiff. Keiner sah, wie sie sich aufmachte und zum Schiff hinüberschwamm und auf der Strickleiter nach oben kletterte. Es war eben ein sehr interessiertes und neugieriges Mädchen.

Vorsichtig schlich sie auf dem großen Schiff umher – sie sah dort keinen Menschen, nur große Säcke mit Kaffeebohnen und Kakao, zusammengebundene Bananenstauden und vernietete Holzkisten, auf denen Zeichen standen, die sie nicht entziffern konnte. Schiffstaue baumelten im Wind umher – es roch nach Maschinenöl, während sanfte Wellen fast spielerisch an die Schiffsflanke plätscherten. Das Mädchen sah sich die verschiedenen Decks des Schiffes an, ohne zu merken, dass das Schiff bereits abgelegt hatte. Als es wieder an Deck kam, sah es nichts als nur Wasser, blaues schäumendes Wasser in allen Richtungen – ihr Herz pochte und Schweißperlen bildeten sich auf ihrer Stirn. Sie ahnte, dass es nun kein Zurück mehr gab. Ängstlich versteckte sie sich hinter verschiedenen Säcken und wartete erst einmal ab.

Die Zeit verging und wenn sie einen Blick nach draußen wagte, nur Wasser, blauer Himmel an allen Seiten, Wasser und blauer Himmel, so weit ihr Auge reichte. Seltsamerweise sah das Mädchen während dieser Fahrt nur ganz selten die Besatzung, sie schien wie vom Erdboden verschluckt zu sein – das Schiff bewegte sich scheinbar wie von alleine, Wasser und Salzgeruch und ein schier unendlich weiter Horizont ... immer weiter und weiter fuhr das Schiff ... bis, ja bis plötzlich Land am Horizont auftauchte – erst kaum sichtbar, dann jedoch immer deutlicher und deutlicher.

Neue Erfahrungen werden vorbereitet

Das Schiff lief auf einen großen Hafen zu. Durch einen kleinen Ritz beobachtete das Mädchen die Szenerie. Es sah Menschen und Häuser und hörte Stimmen. Die Menschen sahen hier alle anders aus – sie waren kleiner und hatten ebenfalls eine braune Haut. Ihre Sprache war ihr fremd. Sie verhielten sich auch ganz anders. Auch die Farben der Häuser und deren Bauweise waren ihr unbekannt, ebenso die Gerüche ...

Neue Bewertungen werden präsentiert

Es war merkwürdig, aber das kleine Mädchen spürte, dass eine Kraft in ihr wirkte, die sie veranlasste, vorsichtig an Deck zu gehen, um noch genauer beobachten zu können. Es schien ihr, als ob alle Menschen, die sie sehen konnte, sehr freundlich waren und meist lachten ... das kannte sie nicht ... sie beschloss, an Land zu gehen.

Neue Erfahrungen werden gemacht

Ihre erste Befürchtung, dass alle auf sie schauen würden, bewahrheiteten sich seltsamerweise nicht. Keiner der Menschen schien übermäßig Notiz von ihr zu nehmen ... alle waren offenbar bestens gelaunt und schienen zu scherzen. Langsam und vorsichtig ging sie Stück für Stück im Hafen umher ... selbst die Farben des Hafenwassers waren für sie neu, es schimmerte türkisblau ... sie ging über Straßen und kleine Wege, sie sah Tiere, die sie nicht kannte ... Verhaltensweisen, die fremdartig waren, sie hörte Geräusche, die sie noch nie vorher gehört hatte – und immer wieder die freundlichen Gesichter der Menschen.

Verankern neuer Erfahrungen

Plötzlich stand sie vor einem kleinen Haus. Sie blickte auf die Tür. In diesem Moment ging die Tür wie von alleine auf ... eigentlich wollte sie nicht durch die Tür hindurchgehen, doch ihre Beine bewegten sich selbstständig ... es ging einfach so ... und schon stand sie in dem Haus. Dort saßen Menschen, die freundlich wirkten, an einem Tisch und sie winkten das Mädchen zu sich her und boten ihr einen Stuhl an. Sie setzte sich und aß und trank.

Irgendwie spürte sie, dass sie in dieser unvertrauten Lage Vertrauen haben könnte ... so verging die Zeit, Minute um Minute, Stunde um Stunde und Tag um Tag.

Auswirkungen neuer Erfahrungen

Das Mädchen fühlte, dass etwas Besonderes geschehen war ... etwas, das schwer in Worte zu fassen ist. Ein knappes Jahr war vergangen und ihre Füße begannen damit, sie wieder zu dem Hafen zu führen. Das Schiff war abfahrbereit. Sie blickte umher und wieder schien es so, als nehme keiner

besonders Notiz von ihr. Alle Menschen, die sie sah, waren freundlich wie eh und je.
Langsam verschwand die Insel und der Hafen im Hintergrund ... während der Rückfahrt schlief das Mädchen tief und fest – es träumte davon, etwas Wichtiges gelernt zu haben – und als das Schiff ihre vertraute Insel, Nordland, ansteuerte, merkte das Mädchen, dass es die Menschen und Dinge, Farben und Kontraste auf ein andere Weise wahrnahm, als sie es gewohnt war ... sie hatte eben etwas gelernt, das man kaum in Worte fassen kann.

5 Metaphern und Stellvertretergeschichten bei Störungen in der Behandlung

Absaugen

NASSGESPRITZT

... das Absaugen ist manchmal ein wirklich merkwürdiges Gefühl, das natürlich mit ungewöhnlichen Geräuschen einhergeht ... wissen Sie, woran mich dieses Geräusch manchmal erinnert? Ich werden es Ihnen sagen ... Es erinnert mich daran, wie ich als Kind öfters mit meinem Fahrrad durch das nasse Herbstwetter brauste ... da, wo ich herkam, da regnete es oft ... ich musste fast alle Wege mit dem Fahrrad zurücklegen ... wenn der Wind und der Regen besonders stark waren, sagte ich mir immer, dass es nur noch wenige Minuten bis zu unserem Haus waren ... ich machte mir manchmal sogar einen Spaß daraus zu schätzen, wie lange ich wohl noch zu unserem Haus bräuchte ... Hierzu zählte ich meistens bis 200 ... war ich unter der Zahl, so hatte ich gewonnen, lag ich drüber, so hatte ich verloren ... das motivierte mich besonders, kräftig in die Pedale zu treten ... denn ich wollte ja unbedingt gegen mich selber gewinnen ... da machte es mir auch nichts aus, dass das Wasser spritzte und der Wind um meinen Kopf pfiff ... na ja, so ist das eben ... schätzten Sie einmal, wie lange wohl die Behandlung noch dauern wird ...

Ruhig liegen bleiben

FLIEGEN ERSTER KLASSE

... letzte Woche war ich auf einer Fortbildung und kam total gestresst in Berlin-Tegel an, es war sehr viel los auf den Straßen. Ich bin eigentlich zu spät gekommen. Ich kenne am Flughafen die Leute am Flugschalter und habe mich dann mit Müh und Not reingemogelt ... bin also in der Maschine oben angekommen ... war ein bisschen außer Atem und wollte eigentlich ganz normal, wie das so üblich ist, mich auf den Platz setzen. Da kam die Stewardess und sagte: »Also nein, das geht leider heute nicht, heute müssen Sie leider nach links. Das ist für Sie natürlich ein großer Vorteil, in der Business-Class haben wir noch einen Platz frei – Sie fliegen heute erster Klasse.« Also bin ich dann links abgebogen und fand das ganz nett. Es war eben doch ein etwas anderes Ambiente und die Farben waren etwas freundlicher und die Stewardessen waren etwas freundlicher und es roch auch anders als normalerweise im Flugzeug. Und da habe ich mich erst mal hingesetzt und deutlich gemerkt – schon beim Sitzen – erster Klasse ist schon was. Es ist sehr weich und sehr angenehm und fühlt sich auch etwas anders an ... dann hat der Pilot in der Zwischenzeit die Düsen angemacht. Normalerweise geht ja dann die Musik aus und das Licht geht aus. Aber in der ersten Klasse läuft die Musik schön weiter und man hat dann vielleicht auch schon ein Getränk dastehen und die Stewardess schaut auch zwischendurch mal rein und fragt, ob alles in Ordnung ist. Und dann fängt der so langsam an, loszustarten. Man wird in den Sessel gepresst und merkt so langsam, dass der Druck größer wird ... und wenn man dann so die Spannung vom Start los wird und merkt, wie so die Räder abheben und das Ganze ins Gleiten kommt, ist das schon ein komisches Gefühl. Und als ich dann, als wir oben waren, meinen Sitz zurückstellen wollte, bin ich erst einmal erschrocken, weil ich ganz weit zurückgerutscht bin. Ich wusste das nicht – in der ersten Klasse ist das ja kein Sitz, das ist fast ein Bett – da rutscht man ganz weit zurück. Und da gibt es eine bequeme Aufstütze und man liegt eigentlich in diesem Stuhl ganz bequem ... hat dieses schwebende Gefühl im Flugzeug ... braucht eigentlich den Kopf auch nur nach rechts oder links zu wenden und kann dann auch aus dem Fenster sehen, ohne sich den Hals zu verrenken ... kann also Wolken und die ganze Landschaft sehen und richtig entspannt und ruhig liegen ... ja, erste Klasse ist schon was Feines ...

Zahn bricht ab

GARTENARBEIT

... also wissen Sie, Herr / Frau X, das ist ja fast genauso wie letzte Woche in meinem Garten, als der Sturm einen Baum umknickte. Können Sie sich erinnern, an den Sturm letzte Woche? Ja, ja, da braucht man dann so einige Gerätschaften. Mit einer Säge hab ich die Wurzeln getrennt, na ja, Sie kennen sicherlich so was, und mit dem Spaten musste ich dann unter dem Wurzelballen hebeln. Ich habe ganz schön geächzt und es war sehr anstrengend und schwer. Der Rest des Baumes wollte sich gar nicht so einfach lösen.

Aber als dann die ersten Wurzelballenanteile sich doch ablösten, ich sag Ihnen, das war ein tolles Gefühl! Na, Sie kennen das sicherlich, was für ein Gefühl man hat, wenn man was geschafft hat. Ich war ganz schön stolz, als ich mein Werk vollbracht hatte und habe gleich noch das Loch aufgefüllt und zugedeckt, damit alles wieder schön aussah und auf meinem Grundstück auch alles wieder in Ordnung war, und auch niemand in die Grube fallen konnte. Ja, bald wird Rasen darüber gewachsen sein, und es wird nichts mehr zu sehen sein. So, Herr / Frau X, wir sind fertig ...

Behandlungsgeräusche

AM FLUGHAFEN

... wir waren mit unseren Kindern am letzten Sonntag auf dem Flughafen und haben uns die Flieger angeschaut, und dabei standen wir auf einer Plattform und haben gesehen, wie so ein Flieger seine Turbine anlässt ... wir haben genau gesehen, wie das Turbinenblatt anfängt, sich langsam zu bewegen und immer schneller und immer schneller wird, und dabei haben wir genau gehört, dass das eigentlich ein recht lautes und unangenehmes Geräusch wird, je schneller es läuft ... die Plattform, auf der wir gestanden sind, die hat so fein angefangen zu vibrieren und es gab auch Leute, die saßen im Flughafenrestaurant und haben sich hinter der Scheibe angeguckt, wie die Flieger gestartet sind, und die haben das Geräusch dann sicher nicht so deutlich und so laut gehört ... aber sie konnten genauso gut sehen, und fühlen konnten sie es sicher auch, weil dieses Geräusch geht einfach in der Vibration so durch den ganzen Körper, und wir haben uns dann überlegt, was das doch für ein Fortschritt ist, wenn diese Flieger eine Turbine haben, die es einem ermöglicht zu fliegen, immer höher und höher und immer weiter und leichter ... und dabei wird der Arm immer leichter und geht immer höher, und wie das wohl auch so aussieht, wenn man mit dem Flugzeug dann nach oben in die Wolken geflogen ist und sich die Dinge von weit oben, von ganz entfernt betrachten kann und dabei das Gefühl hat, dass man alles hinter sich lässt. Mit diesem Fortschritt der Technik bringt man in sehr kurzer Zeit weite, weite Strecken hinter sich und kommt dabei an sein Ziel...

LECK IM BOOT

... ich bin im Urlaub gewesen und Motorboot gefahren. Kannst du dir vorstellen, wie es ist, wenn man ein Motorboot startet? Es tuckert, es rauscht und wenn es schnell fährt, dann pfeift es in den Ohren und das Wasser spritzt. Man spürt die Spritzer auf der Haut und schmeckt das Wasser, manchmal riecht man auch die Auspuffgase. Plötzlich ging das Motorboot aus und ich war ganz allein auf dem Boot. Es war ein ganz komisches Gefühl, wie einem der Wind um die Nase weht. Ich begann mich selber abzutrocknen, nahm mir ein Handtuch und legte es um meinen Hals. Ich stellte fest, dass mein geliebtes Boot ein Leck hat und, Gott sei Dank, hat mein Mann immer eine Werkzeugkiste an Bord. Zuerst habe ich versucht, einen Kleber auf den Rand des Lochs aufzutragen ... damit der Kleber trocknete, musste ich das Wasser abpumpen. Ich hätte gerne mir noch eine Hand dazu gewünscht, denn jetzt musste ich pumpen und kleben. Ich war mächtig stolz, dass ich das Boot wieder in Ordnung hatte, und ruderte an Land ...

IM MOTORBOOT

... die Geräusche einer Zahnarztbehandlung sind manchmal wirklich seltsam ... aber vielleicht geht es Ihnen so wie mir, dass man sich diese Geräusche leicht als Geräusche eines Bootes, eines Motorbootes vorstellen kann ...vor kurzen war ich auf einem Motorboot am Meer ... irgendwann hatte ich das Gefühl, das Motorboot auch zum Laufen bringen zu müssen. Ich habe also den Motor angelassen und je schneller ich fuhr, desto lauter wurde das Geräusch. Man konnte das dann herrlich genießen, wie einem der Wind um die Nase wehte, man konnte das Meer riechen, man konnte das Salz schmecken. Und dieses Geräusch gehörte einfach dazu, um den Genuss zu haben, dieses Boot wirklich genießen zu können. Kurzzeitig, so glaube ich, war ich wie in einem Rausch ... ich stand irgendwie neben mir und ließ mir den Wind ins Gesicht blasen ... es war faszinierend, kennen Sie auch so ein Gefühl? ...

DAS QUIETSCHENDE GARAGENTOR

... wir alle kennen die Situation: Man hat hart gearbeitet, die ganze Woche über. Das Wetter war meistens nicht so toll und die Vorfreude auf das Wochenende wird immer größer. Dieses Bild vom Wochenende wird immer deutlicher ... und jeder von uns kennt diesen Moment, wenn man dann am Sonntagvormittag – wenn das Wochenende schon so ein bisschen was gebracht hat – morgens im

Bett liegt und man hat noch ein bisschen dieses wohlige, etwas miefige und etwas warme Gefühl am ganzen Körper – dieses Gefühl von Hoffnung, dass einen jetzt keiner stört. Eltern haben in diesem Moment so ein bisschen Sorge, dass die Tür aufgeht und die Kinder reinkommen und rufen: »Ich bin schon da!« Wer größere Kinder hat, hat in dem Moment die Hoffnung, dass durch die halbgeöffnete Tür jetzt langsam der Geruch von frischem Kaffee ins Zimmer reinkommt – das erfüllt sich aber meistens nicht. Bei mir ist das noch ein ganz besonderes Gefühl. Ich liege da morgens im Bett und hab eigentlich hin und wieder ein Gefühl von Angst in mir ... ich weiß nämlich, dass der Nachbar relativ früh aufsteht – das wäre ja nicht das Problem, wenn er sich einfach davon machen würde. Aber er fährt meistens mit dem Auto weg und das Problem dabei ist, dass er eine Garage hat, und diese Garage hat ein hochmodernes elektrisches Garagentor. Und dieses Tor hat leider eine Unart, wenn er dann auf seinen Knopf drückt – und ich fürchte mich, wenn ich im Bett liege, wirklich schon vor diesem Augenblick; gerade wenn es so richtig schön ist, dann drückt der auf den Knopf und dann geht dieses Garagentor mit einem lauten quietschenden Geräusch – tief mitten durch meinen Kopf hindurch – auf. Und dann weiß ich ganz genau, dass dieser Sonntag seine ganze Schönheit verliert und – da kann die Sonne scheinen und da kann sie durch die halbgeöffneten Gardinen durchscheinen – dann ist der Sonntag für mich gelaufen ... in mir ist dann so ein Gefühl von Hoffnung auf Öl, Öl für diese fürchterliche Mechanik, die mich aus diesem wundervollen Moment herausruft. Aber ich habe mich noch nie getraut, zu ihm hinzugehen und es ihm anzubieten, dass ich ihm sein Garagentor öle. Das würde ein komischen Gefühl hervorrufen und die Nachbarschaft möchte man ja nicht verärgern ... und in dem Moment, denke ich, würde dann auch dieses Geräusch, das Sie jetzt gerade wahrnehmen, dieses Gefühl von Hoffnung oder diese Sehnsucht nach Öl hervorrufen, was die weiteren Schritte der Behandlung erleichtern kann ... stellen Sie sich mal vor, wie die Geräusche klingen würden, wenn sie geölt wären ...

IM FLUGZEUG

... da fällt mir doch gerade eine Geschichte von meiner letzten Urlaubsreise ein ... die letzte Urlaubsreise begann mit einem Flug. Wir stiegen in das Flugzeug und suchten dort unsere Plätze und machten es uns erst mal so richtig in unserem Sitz bequem. Zum

Starten wurden dann die Triebwerke des Flugzeuges eingeschaltet und die Motoren fingen so richtig an zu dröhnen. Das Flugzeug stieg langsam höher und höher. Manchmal rüttelte es uns und ein ständiges Dröhnen begleitete uns auf unserem Flug. Die Klimaanlage im Flugzeug selbst war aber sehr kühl eingestellt und so spürten wir die kalte Raumluft. Manchmal fröstelte es uns ein bisschen, manchmal war es auch ein bisschen heiß ... ich habe mir beim Eintritt ins Flugzeug eine Zeitschrift geben lassen, wo ein längerer Artikel über die Raumfahrt stand ... dafür hatte ich mich als Kind schon interessiert ... ich war so vertieft in diesen Artikel, dass ich überhaupt nichts mehr hörte – ja, ich hörte noch nicht einmal die Stewardess, die mich nach meinem Essenswunsch fragte ... so vertieft war ich in diesen Artikel ... kennen Sie das auch, dass Sie alles um sich herum vergessen, wenn Sie etwas Faszinierendem nachgehen? ...

Mund längere Zeit offen halten

DAMPFERFAHRT

... ich war mal im Urlaub auf Usedom. Das ist eine schöne Insel in der Ostsee, und weil uns die Insel so gut gefallen hat, haben wir uns überlegt, dass wir eine Schiffsfahrt machen wollen. Also haben wir uns einen schönen großen Dampfer ausgesucht und sind mit diesem Dampfer um die Insel herumgefahren.
Auf einmal zeichnete sich am Horizont eine Brücke ab, eine Brücke, die sehr eng und schmal aussah, und da hab ich gedacht, durch diese Brücke passt dieses Schiff nicht durch. Und je näher wir an diese Brücke herankamen, desto mehr hatte man das Gefühl, das geht nicht, irgendwo wird's klemmen, das passt da nicht durch. Je näher wir herankamen, um so deutlicher konnten wir sehen, wie die Brücke sich geteilt hat – ganz langsam nach oben ging, und je weiter die Brücke in der Mitte nach oben ging, um so mehr hatte ich das Gefühl, das könnte ja vielleicht doch gehen. Und als wir durch diese Brücke durchgeglitten sind, da hat sich so ein Gefühl von Erleichterung in mir breitgemacht, weil man eben doch sehen konnte, manchmal erscheint es einem nur so, als ob da Probleme auftauchen könnten, und es ist alles ganz gut gegangen und wir waren sehr zufrieden ...

DIE LKW-GARAGE

... stellen Sie sich vor, dass Ihr Mund eine große Garage ist, in die ein LKW reinfährt. Und dieser LKW hat nur die allerschönsten Erlebnisse geladen, wie zum Beispiel die schönsten Urlaubserlebnisse, vielleicht am Meer, an einem See oder in den Bergen, vielleicht aber auch etwas ganz anderes – nur die allerschönsten Dinge, wie schmecken diese Dinge wohl auf Ihrer Zunge, stellen Sie sich das mal vor ... wie in einem Märchen – denken Sie mal in aller Ruhe nach, was dieser LKW so wohl alles in Ihrem Mund abladen würde ...

BARTENWALE

... also ich erzähle Ihnen jetzt die Geschichte von dem gestressten Alltag in der Praxis, wo ich völlig verspannt und aufgedreht bin und dann noch nach Hause fahre ... dann auf dem Weg ein Riesenstau ist, und ich zähneknirschend vor der roten Ampel stehe und vor mir, vor der roten Ampel, steht schon wieder eine Riesenschlange und ich sehe schon, ich komme nicht nach Hause – ich komme nicht mehr zum Einkaufen ... völlig sauer und überladen komme ich dann doch nach Hause ... ich hatte völlig vergessen, dass sich fünf Minuten später ein Freund angesagt hatte, den ich lange nicht gesehen habe – ich hatte eigentlich überhaupt keine Lust auf ihn, aber wir setzten uns dann hin, und ich mache ein Bier auf für jeden – er hatte einen langen Aufenthalt im Ausland gehabt und er erzählt von seiner Geschichte, wo er als Tauchreporter eine Story drehen musste mit vielen Kameraleuten über Bartenwale ... ich hatte bis dahin nicht viel gehört davon und er fängt so an zu erzählen, wie faszinierend diese Tiere sind, dass die also so mächtig und riesig sind und dabei so absolut harmlos, weil es Tiere sind, die im Prinzip nur vom Krill und von den kleinen Krebschen, die im Meer schwimmen, leben. Das lässt sich wohl bildlich ganz toll darstellen, dass sie, wie im Walzertakt, eine Stufe nach oben schwimmen, während sich tief unter Wasser die Kameraleute befinden, dann prustet der Wal noch einmal so das Wasser nach oben und lässt so richtig Dampf ab ... wie dieser riesige mächtige Kiefer unten schwer im Wasser liegt, das große Tier getragen von den mächtigen Auftrieben der Wellen. Der Wal lässt einfach so, ohne sich in Aktivitäten mühen zu müssen, das Wasser leicht durch den Mund strömen – man sieht noch einzelne Blasen über die Wangen streichen und wie das Licht, gebrochen durch die Wellen, sich über die ganze Szenerie legt – die großen Kameras von schwimmenden Tauchern filmen das alles ... es ist einfach ein total schönes, entspannendes Bild in diesem tiefen Blau. Und das hat der alles so faszinierend erzählt, ich habe den Mund nicht mehr zu bekommen ... kennen Sie das Gefühl, Ihren Mund nicht mehr zuzubekommen? ...

WURSTANGELN

... stellen Sie sich mal vor, in der letzten Woche hatten wir in der Familie eine kleine Geburtstagsparty. Mein Sohn ist 6 Jahre alt geworden und hatte sich ein paar Freunde eingeladen und wir haben uns ein paar lustige Spiele einfallen lassen ... wie zum Beispiel das Spiel mit dem Wurstangeln ... da standen mein Mann und ich an einem Ende einer Strippe und daran hingen kleine Wiener Würstchen ... die Kinder standen darunter und wir hoben und senkten diese kleine Strippe und alle Kinder versuchten ganz aufgeregt, diese Würstchenenden zu schnappen und konnten den Mund gar nicht weit genug aufbekommen, um auch ja nur einen Zipfel davon zu erwischen. Als die Kinder die Würste abgeknabbert hatten, machte es so viel Spaß, dass sie gleich das nächste Spiel ausprobieren wollten. Da fiel uns was aus der eigenen Kinderzeit ein. Haben Sie so etwas früher auch gemacht: z.B. Häppchen kosten, die Augen verbinden und dann schon so voller Erwartung ein bisschen schnuppern, ob man vielleicht am Geruch erkennen kann, was da auf einen zukommt? Wenn es so richtig schmeckt und einem das Wasser im Munde zusammenläuft, dann geht oft der Mund wie von alleine auf, das kennt jeder von uns, nicht wahr? ...

SESAM ÖFFNE DICH!

... natürlich hat Ihr Mund gute Gründe, sich jetzt noch nicht zu öffnen ... denn wenn man sich öffnet ... dann sollte man auch die Bereitschaft spüren, sich öffnen zu dürfen ... und hier gibt es viele Beispiele, wie sich etwas zum richtigen Zeitpunkt öffnet ... denken Sie einmal, wenn Sie wollen, an die Blende eines Fotoapparates, die zum richtigen Zeitpunkt, dann, wenn das Motiv am besten erscheint, sich öffnet ... oder an eine Kuppel im Observatorium ... je weiter sie sich öffnet, desto besser werden die Sterne sichtbar ... manchmal sogar kann man auch sein Herz öffnen ... ein offenes Herz zu besitzen, das ist schon ein erhabenes Gefühl ... und wie wäre es, wenn Ihr Mund damit beginnt, sich auf seine Weise öffnen zu dürfen, so wie das Observatorium, dass die Zähne, so wie die Sterne am Himmel, sichtbar werden können ...

IM SCHLARAFFENLAND

... ja, das mit dem Mund ist so eine Sache für sich, manchmal bleibt er einfach zu, einfach so, aber manchmal geht er auch scheinbar wie von alleine auf ... ich weiß nicht genau, ob Sie die Geschichte vom Schlaraffenland kennen, wahrscheinlich kennen Sie sie – dass die Leute so dastanden am Früchtebaum und am großen Reisberg und dann kamen diese wahnsinnigen Gänse angeflogen, vollgefüllt mit Maronen und Mandeln, und natürlich musste, damit man auch wirklich etwas davon hatte, der Mund ganz weit aufgesperrt werden. Stellen Sie sich einfach einmal vor, dass Sie in diesem Land seien und die allerbesten Köstlichkeiten, dass, was Ihnen am besten schmeckt, was immer es auch sein mag, frei in der Luft herumfliegt ... und wenn Ihr Mund sich von selber öffnet, dann kommen diese Leckereien immer näher und näher an Sie heran ... probieren Sie das doch einmal aus, wenn Sie wollen ...

PFERDESTALL

... stell dir mal vor, du hast ein ganz großes Pferd, das führst du am Zügel langsam in den Stall hinein und du musst ganz vorsichtig sein, weil das Pferd ja nicht so gut gucken kann, es ist dunkel in dem Stall. Dann führst du das Pferd hinein, es geht langsam über den Balken da drüber, und du bist dafür verantwortlich, dass das Tor weit geöffnet ist, damit das Pferd reinkommen kann und sich nirgends anstößt ... manchmal aber ist das Tor zum Stall noch nicht weit genug geöffnet ... du würdest vielleicht alleine gut durchschlüpfen können, aber nicht das Pferd ... dann ist es eben wichtig, dieses Tor noch ein bisschen weiter zu öffnen und die Türflügel kurzfristig so zu befestigen, dass das Pferd und du ohne große Probleme hineinkommen. Wenn es nämlich windig ist, dann kann es schon einmal passieren, dass die Türflügel wieder zugehauen werden, deshalb soll man sie, wenn man ein Pferd in den Stall führt, kurzfristig sichern, so dass das Pferd, ohne sich zu erschrecken, seinen Stall betreten kann, habe ich nicht recht? ...

PELIKAN

... also wenn es um die Mundöffnung geht, da kenne ich ja einen großen Vogel, der wunderbar den Mund, äh, ich meine seinen Schnabel, aufmachen kann. Und der kommt vorbeigeflogen, und dann, wenn man ein sehr lieber Mensch ist, hat er Freude daran, den Schnabel ganz weit aufzumachen, dann entsteht ein großer Sack und dann darf dasjenige Kind, das lieb ist, einen Brief an den Weihnachtsmann, das Christkind und den Nikolaus hineinlegen ... und wenn der Pelikan merkt, dass er sehr viele liebe Briefe im Schnabel hat, dann kriegt der so eine Power ... dann ist der wie eine Rakete. Der schießt dann in den Weltraum und kann sogar bis zum Weihnachtsmann, zum Christkind und zum Nikolaus vordringen ... und deshalb können ganz liebe Kinder den Mund so weit aufmachen wie so ein Pelikan ... mal schauen, ob du das auch kannst ... ich glaube schon ...

Licht

ABENDSTIMMUNG

... ja, Sie haben Recht, manchmal blendet ein Licht so stark, dass man instinktiv die Augen schließen muss, obwohl man doch vielleicht lieber die Dinge um sich herum beobachten würde ... Sie kennen doch bestimmt die Situation, wenn man mit seinem Wagen der Abendsonne entgegenfährt und urplötzlich das Licht der untergehenden Sonne einem ins Auge fällt ... Da gibt es schon einen großen Unterschied, ob man eben etwas sieht, oder ob einem einfach etwas relativ unvermittelt ins Auge fällt ... Und da ist es einfach wichtig, dass man weiß, dass man als Autofahrer das Richtige tut ... nämlich schnell die Blendklappe herunterzieht, um wieder freie Sicht zu haben ... wenn man sich in so einer Situation befindet, muss man sehr konzentriert weiterfahren, dass weiß jeder, der plötzlich von hellem Licht geblendet wurde ... aber wenn man weiß, wie man damit umgehen kann, dann ist das normalerweise kein großes Problem ... Fuß vom Gas und konzentriert weiterfahren und die Sache ist in Ordnung ...

Speichelfluss

AUSGETROCKNETER BRUNNEN

... heute haben viele Kommunen Schwierigkeiten entsprechende Gelder aufzubringen, um ihre Brunnen zu finanzieren. Da gibt es ein Beispiel von Frankfurt, das letztes Jahr seine Brunnen nur 4 Monate betätigen ließ ... können Sie sich das vorstellen, nur 4 Monate! ... sogar die Brunnen mit den wunderschönen Fontänen, an denen man sich so toll entspannen kann ... sogar die haben die abgestellt ... und diese Brunnen sehen dann so richtig vertrocknet aus, strohtrocken ... es ist unglaublich zu sehen, wie schnell gerade bei großer Hitze das Wasser verdunstet und der Brunnen dann trocken und leer ist ... wenn Sie mal da sind, dann schauen Sie sich das doch einmal an ...

DER ZUNGENSEE

... du weißt, wir siedeln jetzt die »Kariesmännchen« um. Wir haben ja schon einmal darüber gesprochen ... unter deiner Zunge ist ein See und da können die Kariesmännchen hin und her schwimmen – da fällt es immer noch leichter, vielleicht zu einem anderen Zahn zu schwimmen – wir wollen sie eigentlich herausbekommen aus deinem Mund. Deswegen wäre es besser, wenn wir vielleicht den See unter deiner Zunge beseitigen und den Stöpsel herausziehen und den See auslassen. Also, wenn du den Mund jetzt aufmachst, vielleicht kannst du dir vorher vorstellen, dass du den Stöpsel herausziehst und das Wasser herauslässt aus dem Mund, dann ist der See trocken und wir können die Kariesmännchen aus dem Mund herausbringen. Das wäre doch super, oder? ...

Kreislaufprobleme

FLIESSENDER VERKEHR

... atmen Sie ruhig ein und aus und gestatten Sie es sich, auf Ihre Weise sich mit jedem Atemzug klarer zu werden, dass das kreisende Blut in Ihrem Körper fließt, ummantelt von den Gefäßwänden, die ähnlich einem Gartenschlauch Ihr Blut in den richtigen Bahnen zirkulieren lassen ... manchmal wird das kreisende Blut in dem Körper mit fahrenden Autos verglichen, so dass jedes Auto einem Blutkörperchen entspricht ... fahrende Autos in einer Großstadt ... und wenn man zum Beispiel auf einem Fernsehturm steht und die fahrenden Autos von oben betrachtet, dann sieht alles so aus, als wäre es Spielzeug, dass sich von selbst bewegt ... die Autos fahren auf vorgeschriebenen Wegen, Straßen und Alleen ... sie fahren bei Grün und halten bei Rot ... sie bremsen, wenn auf einem Zebrastreifen ein Passant die Straße überqueren will ... sie müssen die Geschwindigkeitsbegrenzungen innerhalb der Stadt beachten ... wenn sich alle an die vorgeschriebenen Regeln halten, dann fließt der Verkehr reibungslos ... es kommt zu keinerlei Stauungen, von oben sieht es so aus, als würde sich der Verkehr in einer Art Eigenrhythmus bewegen ... rhythmisch fließen und sich stimmig an-

Anspielung auf die Blutzirkulation

Vergleich mit Autoverkehr

Dissoziation (auf dem Fernsehturm)

Freier Fluss

Stauung des Verkehrs

Gefahr durch Stauung

Selbsthilfe (ohne Einfluss von außen)

Positive Suggestionen zum Blutfluss

fühlen ... manchmal jedoch kommt es zu unvorhergesehenen Vorkommnissen im freien Verkehrsfluss ... wenn man von oben sieht, wie ein Lastwagen mitten auf der Straße seine Waren verliert, und alles Obst, das er geladen hat, auf die Straße fällt ... dann müssen die nachfolgenden Autos bremsen und im Nu ist ein Verkehrsstau da ... nichts fließt mehr richtig ... manche Autos fahren sogar über den Bürgersteig und bedrohen dadurch auch die Fußgänger, die in Folge dessen nicht mehr zügig vorankommen ... so ein Stau ist für alle lästig, die sich in ihm befinden ... wenn dann nichts mehr geht, kommt es zu einem Verkehrskollaps ... doch manchmal wissen sich die Beteiligten selber zu helfen ... die Autofahrer steigen aus ihren Wagen und räumen das Obst, das chaotisch verteilt auf der Straße liegt, schnell beiseite, so dass die Fußgänger, die auch helfen wollen, kaum mehr etwas zu tun haben ... die Obstkisten, die noch ganz sind, stapeln sie auf dem Anhänger des Lastwagens, der sie verloren hat ... das andere Obst wird einfach zur Seite gelegt ... und schwups, fließt der Verkehr wieder ganz normal ... irgendeiner hat wohl in der Aufregung die Verkehrspolizei gerufen ... als sie fünf Minuten später vor Ort erscheint, hat sich der Stau bereits aufgelöst und der Verkehr fließt wieder ganz normal ... denn wenn es wieder ganz normal zu fließen beginnt und der Verkehr wieder seinen eigenen Rhythmus gefunden hat und dieser Rhythmus als ein innerer stimmiger Rhythmus erlebt wird ... kann auch das Blut im Körper wieder auf seine Weise stimmig in Bewegung kommen ... und durch eine Stabilisierung der Gefäßwände den richtigen Druck ausüben, der für eine zirkulierende, runde Bewegung steht ... so, als würde das Blut durch einen elastischen Gartenschlauch fließen ... einfach so, frei und in sich stimmig, geregelt und flüssig ... wie fühlt sich das wohl in Ihrem Körper an, spüren Sie dem einmal nach, wenn Sie so weit sind ... und registrieren Sie die damit einhergehenden Veränderungen ...

DER EINPROPELLER

... und manchmal passieren schon merkwürdige Dinge; da fällt mir doch die Geschichte von einer neunzigjährigen Patientin ein. Diese Dame hatte sich in den Kopf gesetzt, gemeinsam mit ihrem Mann, der Pilot war, einmal mit einem Einpropeller zu fliegen ... sie ließ sich das von keinem ausreden, noch nicht einmal von ihrem Mann ... schließlich war es so weit. Im Jahr 1951 bestieg sie, gemeinsam mit ihrem Mann, das kleine Flugzeug. Während sie noch auf der Startbahn stand, gingen ihr so allerhand Gedanken durch den Kopf ...wie wird denn das so sein, wenn die Maschine so brummt und der Kreislauf so durcheinander kommt und die Aufregung und überhaupt, wie wird das denn sein, wenn man so abhebt, und der Wind streift über das Gesicht ... alles Dinge, die sie nur aus Erzählungen kannte ... den Start, den hat sie gar nicht mitgekriegt, weil sie so fasziniert und so high war. Wie sie dann oben war und die Welt so von oben betrachten konnte, da war sie so richtig stolz auf sich und dann dieses ruhige Gefühl, dass sie es geschafft hat, dass sie ihr Ziel verwirklicht hat. Sie hat gesagt, das war das, was sie so richtig stolz gemacht hat in ihrem Leben ... Sie hat es geschafft, ihre Gefühle einfach in Griff zu bekommen, und das ist, so glaube ich, immer ein starkes Gefühl, oder? ...

Patient schwitzt

NASSE STRASSE

... vor ein paar Tagen musste ich wegen meinem 12-jährigen Sohn zum Elternabend in die Schule ... und ich saß zwei Stunden lang in so einem schrecklich überheizten Raum. Wenn man aus der Schule hinausgeht, da muss man an der Hauptstraße entlang ca. einen Kilometer bis zum Parkplatz laufen – es hat an diesem Abend stark geregnet. Es waren viele Pfützen an der Straße. Als ich an der Straße entlang lief, bin ich klatschnass geworden, so hat das geschüttet ... ich weiß nicht, ob Sie das kennen, aber es gibt da offenbar einen Punkt, dass, wenn man einmal klatschnass ist, dann ist man eben klatschnass und dann ist einem der Regen, wenn er warm ist, wirklich vollkommen egal ... so ging es mir. Ich muss Ihnen gestehen, dass ich das auf eine schwer zu beschreibende Weise sogar ganz lustig fand ... manchmal spritzten da auch noch von den Autos so Steinchen an mich ran, aber, weil ich aus diesem überheizten Raum herauskam, habe ich das als angenehm empfunden. Diese Nässe, die Kühle, obwohl ich nachher alles ausziehen musste, als ich daheim war ...

Kollabieren auf dem Zahnarztstuhl

WALZER TANZEN

... also wissen Sie, ich habe neulich eine Reise gemacht und zwar nach Wien und war auf einem ganz schönen Ball und die Frauen hatten wunderbare Ballkleider an – ich habe mit meinem Mann Walzer getanzt, so schön wie noch nie, und hatte da irgendwie so das Gefühl, ich würde einfach nur noch schweben ... Ich spürte die Bewegungen und den sich auf schwer zu beschreibende Weise verselbstständigenden Rhythmus – ich merkte, wie meine Beine und Füße ein Eigenleben führten, und ich konnte mich selber beobachten wie ein neugieriges Kind ... ich konnte es kaum glauben, dass mein Körper zu solchen Dingen fähig ist ... es war eine wirklich überraschende Erfahrung ... wenn die Muskulatur des Körpers eine bestimmte Grenze überschreitet, dann reagiert man ganz anders – der Körper ist auf eine schwer zu definierende Weise klug, er weiß, wie er in ganz besonderen Situationen zu reagieren hat ... das sind ganz alte Programme, auf die er da zurückgreift ... Jedenfalls drehte sich alles um mich herum ...und als ich runter kam aus diesem schwebenden Zustand, hat mein Mann mich aufgefangen, und ich bin ganz sicher auf der Erde wieder gelandet ...

Blutungsstillung

WASSERFALL

... vor kurzem waren wir Wandern und beim Wandern im Gebirge haben wir einen Wasserfall gesehen, der aus Felsen, über Felsen in die Tiefe hinuntersprudelte und sich unten dann teilte. Über einen Bach – durch das Heruntersprühen des Wassers – wurde ein kleiner Nebel erzeugt, der sich auf den Flügeln der Schmetterlinge, die in der Gegend herumflatterten, niederschlug und die Tragkraft ihrer Flügel beeinträchtigte ... viele dieser schönen Tiere mussten notgedrungen im Wasser landen und kämpfen dort um ihr Leben. Wir hatten nur eine Chance, diesen armen kleinen Schmetterlingen zu helfen, indem wir den Bach auf der einen Seite abgedämmt haben, sodass wir ihn umleiten konnten. Schließlich wurde dieser Bachfluss ganz trocken. Die Schmetterlinge, die vorher verzweifelt versucht haben, da herauszukommen konnten über das trockene Bachbett in die Sonne krabbeln und sich dort wieder erwärmen – und dann fröhlich und frei wieder in die Luft entschweben ...

Kontrollverlust

IM STRUDEL

... ich war vor vielen Jahren, ja das ist schon bald zehn Jahre her, in Sri Lanka im Urlaub ... es war ein ganz wunderbarer Urlaub mit viel Sonne, ganz warm war es, das Klima war einfach ganz toll, die Gegend war schön, der Strand war wirklich ganz weiß und sandig, das Meer war manchmal ruhig, manchmal auch recht lebhaft, und ich bin unheimlich gerne geschwommen, weil ich meinen Körper hierdurch abkühlen konnte, wenn der ein paar Stunden in der Sonne gebraten hatte ... Ich bin raus geschwommen, das Meer war ganz, ganz ruhig, ganz hellblau, ich bin immer weiter rein geschwommen ... es wurde dann irgendwie kühler und auf einmal merkte ich, dass es bewegter wurde, und zwar hab ich dann auf einmal gemerkt, dass ich mich einem Strudel nähere, wo die Gefahr bestand, dass ich nicht mehr richtig raus konnte ... ich hab dann Panik bekommen, habe auch angefangen, um mich zu schlagen, hab immer versucht, mich über Wasser, zu halten und dann auf einmal gemerkt, dass es nicht funktioniert, dass es einfach nötig ist, mich ganz loszulassen und dieser Kraft nachzugeben, die da an mir zieht. Ich hab mich losgelassen, hab tief Luft geholt und dieser Strudel hat mich nach unten gezogen. Ich hab die Augen aufgehabt und es war ein Wahnsinnsgefühl, diese Wasserblasen überall – es hat mich gedreht und je weiter ich nach unten kam, um so ruhiger wurde das Wasser unten wieder, es wurde kühler und es war auf einmal ein ganz gigantisches Gefühl von Freiheit ... ich konnte da unter dem Strudel raus schwimmen, – bin wieder nach oben, das Wasser wurde wärmer und oben hat die Sonne geschienen und es war hervorragend ...

6 Hypnotische Beispieltexte

Trancetexte zum Üben für Erwachsene

Im Folgenden finden Sie vier von uns entworfene Trancetexte, in die bereits mehrere Metaphern eingearbeitet sind. Diese Texte sind nach dem Muster der *embedded metaphoric structure* entworfen. Lassen Sie sich nicht durch diese Bezeichnung abschrecken, das dahinterstehende Prinzip ist einfacher, als Sie denken. Die Texte weisen mehrere metaphorisch angereicherte Geschichten auf, die an einer bestimmten Stelle, relativ abrupt, abgebrochen werden. Als Folge dieser plötzlichen Unterbrechung entsteht beim Hörer eine erhöhte Erwartungsspannung. Die Aufmerksamkeit ist fokussiert. An vordefinierten Stellen können dann *maßgeschneiderte Suggestionen* oder *indirekte Anregungen*, zum Beispiel über eine Metapher, eingebunden werden. Diese Stellen haben wir innerhalb der Texte für Sie so markiert, dass Sie Ihre auf den Patienten zugeschnittenen Suggestionen hier einfügen können.

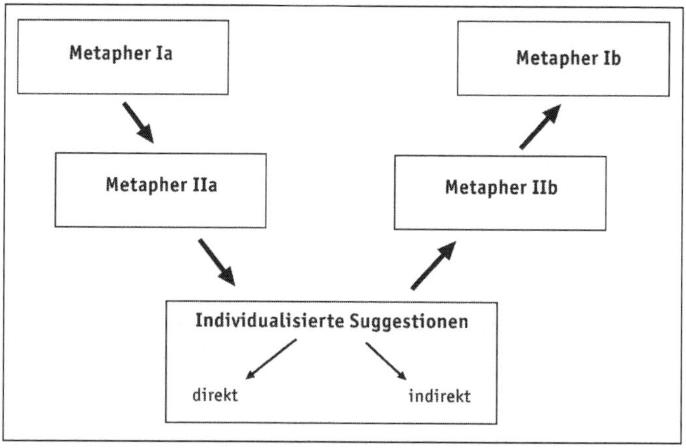

Abbildung 8: eingebettete Metaphern mit individualisierten Suggestionen

Wenn Sie also an diese Stellen Ihre Suggestionen einfügen, können Sie zusätzlich diese Suggestionen besonders betonen, indem Sie zum Beispiel dann lauter sprechen oder Ihre Sprechrichtung verändern. Man spricht in diesem Fall von analogem Markieren. Sie benötigen für das Vorlesen der hypnotischen Textschablone (langsam und deutlich sprechen) etwa 45 Minuten. Wenn Sie an der markierten Stelle eine längere, individualisierte Metapher einfügen, müssen Sie natürlich diese Lesezeit noch zu den 45 Minuten hinzuaddieren. Nehmen Sie sich für das Vorlesen also genügend Zeit. Sie können Ihre individualisierten Suggestionen schriftlich ausformulieren, den gesamten Text auf Band sprechen und bei geeigneten Problemstellungen (zum Beispiel Zähneknirschen) dem Patienten die Kassette mit nach Hause geben, so dass er sie in einer entspannten, störungsfreien Atmosphäre (am besten über Kopfhörer) hören kann. Lassen Sie sich, wenn Sie mit diesen Texten arbeiten wollen, von den Ideen Ihrer Kolleginnen oder Kollegen inspirieren – erfinden Sie neue Geschichten oder entlehnen Sie aus den bereits ausformulierten die Elemente, die für den in Frage kommenden Problembereich passen. Achten Sie bitte auf die Geschlechterzuweisung innerhalb der Texte und gleichen Sie, wenn nötig, mögliche Unstimmigkeiten aus.

ALIS REISE

Beispieltext 1

... stell dir vor wie es wäre, wenn du damit beginnst deine Aufmerksamkeit immer mehr und mehr auf deinen Körper zu richten ... du kannst dann feststellen, dass deine Atmung sich ganz von alleine, getragen von einem bestimmten Rhythmus, fühlbar macht ... Atme doch einmal ein bisschen tiefer als gewöhnlich und achte dabei auf die Unterschiede, die du spürst. Wenn du ein bisschen tiefer atmest, so atme gleichzeitig ein wenig langsamer, so dass dein Körper gleich viel Luft in seine Lungen einziehen kann ... denn wenn dein Körper auf seine Weise damit beginnt sich Schritt für Schritt auf eine passende Art zu entkrampfen ... dann kann sich, ganz von alleine, ein Grundgefühl der Ruhe und Muße ausbreiten ... so, als würden die inneren und äußeren Bewegungsabläufe sich mehr und mehr synchron anfühlen ... noch bevor die sich weiter ausbreitende Entspannung direkt fühlbar machen kann ... denn dein Unbewusstes kann bereits empfinden, ohne dass dein Bewusstsein dieses Empfinden bereits spürt ... denn dein Unbewusstes kann Erfahrungen auf seine Weise ordnen, ohne dass dein Bewusstsein an diesem Vorgang beteiligt werden muss ... nimm dir die Freiheit, die Bewegungen deiner Gedanken und Gefühle sich selber zu überlassen, so, als würdest du an einem Strand entlanggehen ... das Rauschen des Meeres hören und den lauen Wind an den Poren deiner Haut fühlen ... denn wenn dein Blick, während du dich weiter entspannst, sich dem Horizont nähert, der Stelle also, wo sich Himmel und Wasser freundschaftlich berühren ... dann kannst du fühlen wie es ist, wenn du dich unvoreingenommen ... ohne jegliche Wertungen oder Einordnungen, den unbewussten Gestaltungskräften deiner selbst überantwortest ... so, als würde dein Unbewusstes dir süßliche Töne in dein Ohr flüstern ... Töne, die sich in Gefühle verwandeln und Empfindungen tönen ... die spürbar in der beginnenden Gelöstheit des Inneren zu wirken beginnen ... um auf ihre Weise mehr und mehr von dem ahnen zu lassen wie es ist, wenn sich Gelöstheit und Entspannung wie eine wärmende Decke über dich legen ... und die Fantasien und Gedanken anregen, die diesem Vorgang auf eine freundschaftliche und passende Weise zur Seite stehen ... gleißendes Licht in den erhellenden Momenten innerer Gewahrsamkeit ... Schwebungen der Zeit ... Wellenberge im mikroskopisch Kleinen ... nimm dir die Freiheit, dir bei diesen Vorgängen genügend Zeit zu lassen ... so dass immer mehr Ruhe und Entspannung ... Gelöstheit und Gelassenheit sich ausbreiten kann ... Achte einmal mit deiner Aufmerksamkeit auf deine Muskeln in deinen Schulterblättern und gestatte es dir, diese Muskelgruppen auf deine Weise immer mehr zu entspannen, so dass immer mehr Wärme in deine Schultern geführt werden kann ... Lasse dir Zeit und spüre, wenn das für dich in Ordnung ist, wie es ist, wenn du dir die Zeit lassen darfst, dass deine Gedanken sich behutsam so entwickeln, dass es dir gut tut ... lasse dir Zeit ... manchmal spürt man die sich entwickelnde Zeit im Körper, in den Gedanken oder Gefühlen ... manchmal erlebt man die Zeit als zeitloses Dahinstreichen des zu Kristallen geronnenen Augenblicks im Moment sich verwandelnder Gewahrsamkeiten innerer Begegnungen ... in unvertrauten Vertautheiten ... einfach treiben lassen, ohne das geringste zu erwarten ... gut so ... Ruhe ... Muße ... Gelöstheit ...

... und wie immer sich der Körper anfühlt ... im Sitzen oder im Liegen ... gestatte es dir immer mehr deine Muskeln zu entspannen und in die Unterlage hineinzusinken, Atemzug um Atemzug ... immer tiefer und tiefer ... und wie wäre es wohl, wenn du dir vorstellen würdest, dass sich deine Unterlage in einen fliegenden Teppich verwandelt, einen fliegenden Teppich, der im Begriff ist, sich in die Lüfte zu heben ... je tiefer du in Entspannung sinkst, desto höher steigt dieser Teppich ... so wie bei dem kleinen Ali, der auf einem blumenbunten Teppich immer mehr in die Höhe steigt ... über die Wolken, dort, wo der Himmel nicht mehr blau, sondern silbern blinkt ... wo die Welt von oben aussieht, als sei sie ein großer Spielplatz ... wo die Menschen sich wie Ameisen bewegen und die

Autos sich auf den Straßen dahinschlängeln ... wo du die weißen Wolken berühren darfst und wo die Luft auf eine kaum aussprechbare Weise deine Fantasien beflügelt ... denn hoch oben, weit über der Erde, sieht alles ganz anders aus, als wie es auf der Erde aussieht ... Veränderungen in den kleinsten Bewegungen ... Abstand, der sich in Nähe verwandelt ... Höhen, die in die Tiefen des Lebens blicken lassen ... Schwindel, der die Sinne betäubt ... Gedanken, die sich hoch in der Luft frei bilden können und bestimmte Gefühle, wie in einem Kindermärchen, nach sich ziehen ... Gespür von Unendlichkeit in den endlichen Räumen der Welt ... Schwaden von Dampf, Wolken in bizarren Formen zu Türmen aufgebaut, wie in einem Märchen ... während der Teppich 1001 Meilen und noch viel weiter fliegt und im Begriff ist, langsam zur Landung anzusetzen ... irgendwo im Nirgendwo ... den Boden berührt ... während der kleine Junge Ali den Teppich verlässt und damit beginnt sich umzuschauen ... denn manchmal ist es wirklich besser, nicht mehr auf dem Teppich sein zu müssen ...

... die ersten Schritte führten Ali zu einer kleinen Oase mitten in der Wüste, dort glänzte alles in sattem Grün, während der Hintergrund sich ockerfarben vom Vordergrund abhob ... Ali ging neugierig weiter, der Sand knirschte unter seinen Schuhen, die Luft war trocken ... trocken heiß ... Während seine Augen zum Himmel schauten, hörte er ein lautes Geräusch ... es war noch still ... aber der Himmel am Horizont verfinsterte sich ... ein Sandsturm braute sich zusammen ... die ersten Böen kündeten von elementarer Energie der Natur ... Wirbelungen in den Lüften und zischende Geräusche ... pfeifend, krachend ... Wände von riesigen Sandwellen ... aufgebaut von dem Wind der Wüste ... Farben, die entfesselt auf ihre Weise sich in den Vordergrund schieben ... Lichtspiele, die in den sich brechenden Wellen des Windes in den Blick des Betrachters fallen ... ungebändigte Natur in ihrer elementarsten Ausdrucksweise ... ungezähmtes Verlangen nach nicht vorgeschriebenen Bewegungen ... Walzen aus Sand und Zeit ... so wie in einem Traum ... wie in einer Fantasie, die sich in der Gewahrsamkeit ihrer selbst von einer kleinen Böe in einen Wind und anschließend in einen Sturm verwandelt ... stürmisch ... peitschend ... Ali setzte sich auf den Boden ... nahm schützend seine Hände vors Gesicht und kauerte seinen Körper ein ... der Wind brauste laut und gewaltig ... vor Alis Augen drehte sich alles ... ihm wurde schwindlig und plötzlich lag er unverhofft an den Ufern eines zauberhaften Sees ...

... das Wasser dieses Sees schimmerte grünlich-blau ... es war so glatt wie ein Spiegel und glasklar ... man konnte vom Ufer sogar den Grund des Sees messerscharf erkennen ... es war ein Zaubersee ... Ali hatte von diesem See schon gehört, er erinnerte sich an die alten Geschichten, die ihm früher, beim Zubettgehen, von seinem Opa erzählt wurden ... in diesen Geschichten ging es immer darum, in einen glitzernden See zu schauen, und sich von den reflektierenden Sonnenstrahlen verzaubern zu lassen ... immer weiter und weiter, immer intensiver und intensiver, bis das Bild vor den Augen so verschwimmt, dass sich innere Türen und Pforten wie von Geisterhand öffnen ... vor Alis Augen begann der See sich zu verwandeln ... es war ihm so, als würden sich lauter feine, farbige Kristalle aus dem Wasser lösen und in seine Augen springen ... dadurch wurden seine Augen immer schwerer und schwerer und das Gefühl der anfänglichen Leichtigkeit verwandelte sich zunehmend in eine behagliche Schwere, ja Unbeweglichkeit ... Bilder, die beginnen zu verschwimmen ... Ahnungen in den zeitlosen, unendlichen Räumen des Inneren ... Gespür auf den Pfaden des Unbeschreiblichen ... Rhythmik in den kreisenden Bewegungen des eigenen Wesens ... Farbtropfen, die sich zu lösen beginnen ... wie auf einer blau angemalten Kinderschaukel ... so dass die Empfindungen in dem Astwerk der Gefühle sich mit den flüsternden, gut gemeinten Anregungen des Schlafes verbinden ... und mit jedem Atemzug immer tiefer und tiefer sinken dürfen ... wie ein Blatt von einem Baum, das der Wind entführt und zum richtigen Zeitpunkt fallen lässt ... so dass es immer tiefer und tiefer schwingt, so tief, dass es, wenn es in Ordnung ist ... sich einen Platz auf der Erde aussuchen kann ... einfach so ... die Atmung war langwellig und ruhig ... der Schlaf hatte sich herangepirscht und begann damit Alis Gedanken zu umwickeln ... Müdigkeit ... Schlaf ... Veränderungen ... Übergänge ... Wechsel ... Variationen ... Verläufe ... Träume ... träume ... träume ...

→ *Einschub: individuelle Suggestionen*

... langsam glitzerte das Wasser des Zaubersees wieder vor Alis Augen ... Verschwommenes wurde wieder klarer ... Undeutliches deutlicher ... der See, ruhig fast majestätisch, flüsterte Ali sanfte Klänge ins Ohr ...die Luft ist lau und umspült wie wärmendes Wasser die einzelnen Poren der Haut ... im See spiegelt sich der blaue Himmel und das gleißende Licht der Sonne ... der Geruch der Wüste durchmischt mit Fruchtbarkeit ... Seegras und sich wiegendes

Schilf ... rauschende Gedanken und schwebende Bilder von veränderten Empfindungen ... Neuartigkeiten in den Verbindungen mit unvertrauten Vertrautheiten der tiefsten Empfindungswelten ... Wasser, das sich wie in einem Märchen so verwandelt, dass seine Stärke gefühlt werden kann ... in den Mahlwerken unendlicher Kreationen der Tiefe ... auf den sich kräuselnden Ideen in der Zauberwerkstatt deines Unbewussten ... so dass die Bahnen und Pfade des Neuen gefühlt werden dürfen, um dann die ersten Schritte zu gehen, wenn es der richtige Zeitpunkt ist ... Kleinigkeiten im Getriebewerk großer Umwälzungen ... Zeitloses im Zeitigen dahinfließender Zeit ... Ströme von Gewahrsamkeiten ... sich spiegelnde Gefühle im aufgehenden Sonnenlicht ... und uneingeschränkt geschehen lassen, was aus sich selbst heraus geschieht, einfach dem Unbewussten sich anvertrauen ... so dass neue Ideen und Verknüpfungen gefühlt werden dürfen, ohne irgendetwas zu müssen ...

... Alis Augen waren geschlossen, sie tränten ein wenig ... langsam riss der Himmel auf und ein erster Schimmer von Blau war zu erkennen ... das Getöse des Sandsturmes war im Begriff zu verklingen und trat langsam in den Hintergrund ... der Sturm verwandelte sich in einen Wind ... der Wind in eine leicht Brise ... die Brise in ein kaum merkliches Lüftchen ... Ali stand auf und machte ein paar erste Schritte ... es schien ihm, als hätte der Wüstensturm in der Oase die Gegenstände fein geschliffen ... alles war klarer und deutlicher ... im ersten Moment konnte Ali es kaum glauben ... noch nie, so dachte er ... hatte er derart scharf und genau seine Welt um sich herum gesehen ... die kleinsten Nuancen ... Schatten ... Details ... Veränderungen ... Mosaiksteine ... alles fiel ihm ins Auge und hinterließ eine unaussprechbare Spur ... Gedanken, feingeschliffen ... Gefühle, fast würdig und himmelklar ... Wind, der auf seine Weise die Dinge so verändern kann ... dass das Neuartige förmlich ins Auge springt ... Zusammenspiel aus Vordergrund und Hintergrund ... Zeitschranken in den unendlich ausgerichteten Verheißungen des Schicksals ... Klarheit und Schärfe ... blitzartig erhellende Gedanken ... vertraute Deutlichkeiten in den klaren Trennungslinien der eigenen Wesenhaftigkeit ... wie ein Klartraum ... der Vordergrund hob sich fast messerscharf vom Hintergrund ab ... die Augen konnten sogar in großer Ferne kleine Dinge fast spielerisch erkennen ...

... es kann schon manchmal als befreiendes Gefühl empfunden werden nicht immer auf dem Teppich bleiben zu müssen, sondern seinen Gedanken sich einmal unvoreingenommen anvertrauen zu können ... der Teppich, leicht farblich verändert, lädt Ali dazu ein, auf ihm Platz zu nehmen während er damit beginnt, sich in die Luft zu heben und sich aufmacht, wieder 1001 Meilen und mehr zurückzufliegen ... über tiefe Täler und schneebedeckte Berge ... über Denken und Fühlen ... so dass instinktiv gespürt werden darf ... dass diese Reise, so wie jede Reise einmal, ihrem Ende entgegenschwingt ... Wolken, in denen Gesichter dir zuzwinkern ... Wolken, die dir gutgemeint nachwinken ... Wolken, die sich in ihrem Aussehen verändern und auf ihre Weise die sich ständig verändernden Geschehnisse des Lebens symbolisieren ... Unterschiede ... Verläufe ... Vorgänge ... Bewegungen ... Hergänge ... Entfaltungen ... Fortschritte ... Gepräge ... durch unterschiedlichste Zeiten hindurch ... Schwaden von Dampf ... Wolken in bizarren Formen ... mit jedem Atemzug ein bisschen mehr und näher an die Wirklichkeit sich heranzutasten, die dann gespürt werden darf, wenn diese Reise ihrem Ende entgegengeht ... so dass der fliegende Teppich, könnte er sehen, die beginnende Wirklichkeit bereits ins Auge fasst ... und auf seine Weise damit anfängt, zur Landung, sanft und behutsam, anzusetzen ...

... und wie hört sich das an, wenn die Stimmen und Geräusche von außen immer näher und näher kommen und du auf deine Weise damit beginnst dich mehr und mehr im Hier und Jetzt zurechtzufinden ... die inneren Begegnungen immer mehr in den Hintergrund treten zu lassen ... in Ruhe und Muße sich darauf vorbereitend die ersten bewussten Bewegungen zu vergegenwärtigen, um sie anschließend auszuführen ... die Unterlage spüren ... bewusst zu atmen ... und auf eine sichere Weise einfach zurückzukehren ... während von eins bis sieben gezählt wird, so dass du allerspätestens bei der Zahl sieben wieder im Hier und Jetzt bist ...

1 ... 2 ... 3 ... 4 ... 5 ... 6 ... 7 ...

DIE REISE ZUM MITTELPUNKT DER ERDE

Beispieltext 2

... nimm dir die Zeit, die du benötigst, um dich auf deine Weise, so wie das für dich passend ist ... zu entspannen ... atme ein und aus und stelle dir vor, wie es sich anfühlen mag, wenn du mit jedem Atemzug dich ein bisschen mehr entspannst ... so dass deine Muskulatur immer elastischer und geschmeidiger wird ... deine Gedanken immer leichter und die sich ausbreitenden Gefühle immer klarer sich wahrnehmen lassen ... höre einmal, was deinen Ohren wohl dann zu Ohren kommt, wenn sie nicht hören müssen ... und sieh einmal, was wohl mit deinen Augen geschieht, wenn du nicht sehen musst, sondern es deinen Augen überlässt, was ihnen alles ins Auge fallen darf, wenn du einen freien Blick für die wirklich wichtigen Dinge des Lebens bekommst ... du kannst, wenn sich deine Augen noch nicht geschlossen haben, deine Augen einmal ganz bewusst schließen ... du kannst aber auch noch warten, bist deine Augen sich entschließen, sich von selber schließen zu wollen, oder du schließt deine Augen erst dann, wenn du gar nicht daran denkst sie zu schließen ... wichtig ist allein, dass du auf eine dir passende Weise dich mehr und mehr entspannst ... denn eine sich ausbreitende Entspannung sorgt auf ihre Weise für neuartige Gedanken und Gefühle ... eine sich ausbreitende Entspannung und Gelöstheit wird meist als sehr wohltuend und befreiend erlebt, wohltuend für die Rhythmik des Inneren ... wohltuend für den freien Gedankenfluss ... wohltuend für das Besinnliche, das sich auf das eigene Wesen richten darf ... wohltuend für noch nicht ganz ruhige Gedankengänge und Vorstellungsgehalte ... einfach sich den ausbreitenden Gestaltungskräften der Tiefe anvertrauen, um immer mehr und mehr sich nach Innen zu richten ... den eigenen Stimmungen erlauben zu dürfen, sich auf ihre Weise mehr und mehr der Tiefe seiner Selbst zu nähern ... den horchenden Augenblick nach Innen ... den wirklich wesentlichen Dingen sich zu nähern ... um uneingeschränkt das eigene Unbewusste seine Arbeit verrichten zu lassen, ohne dass es nötig wäre auch nur Kleinigkeiten bewusst steuern zu müssen ... denn wenn das Unbewusste auf seine Weise den Sortierungsvorgang des Gefühlsmäßigen und Gedanklichen frei übernimmt ... dann kann man diesen Vorgang, so, als wäre es ein feiner Schleier ... tief in den Poren des eigenen Herzens spüren ... wenn man sich erlaubt, alles fühlen zu dürfen ohne auch nur irgendetwas fühlen zu müssen ... wie auf den Darstellungsebenen der eigenen, märchenhaft anmutenden Bühne des Inneren ... wie in einem sich selbst entwickelnden Traum ...

... und wenn du damit anfängst, deiner Fantasie Tür und Tor zu öffnen, und die starren Grenzen der Zeit sich vorsichtig und behutsam verflüssigen, während immer mehr und mehr Ruhe sich fühlbar ausbreiten darf ... kann es sein, dass die alten Märchen von damals wieder damit beginnen, vor dem inneren Auge vorbeizuhuschen ... sich sorgfältig herantasten und sich wie von selber entfalten ... Märchen, die in den alten Büchern geschrieben stehen ... Märchen, die einfach nur so ... vielleicht abends am knisternden Lagerfeuer ... spannend und fantasiefördernd erzählt werden ... Märchen, in denen die Tiere sprechen, die Zwerge weiße lange

Bärte tragen und die Riesen polternd und ungeschickt durch den Wald trampeln ... wo die Farben sich im neigenden Licht des hereinbrechenden Abends verwandeln und den Dunst flüchtiger Gedankengänge wie anregendes Aroma die Intuition entfaltet und entfacht ... wo die Blätter der glühenden Bäume sich in Eiskristalle verwandelnd als Spiegelbild des eigenen Daseins in den schwankenden Anregungen dahinfließender Zeit sich darstellen ... Märchen, die Träume wie weiße Federn schweben lassen, den Wind überantwortend und sich auf ihre Weise einfach gehen lassend ... Märchen, die angezogen von den Kräften der Fantasie sich tanzend und drehend in alte Geschichten verwandeln ... Geschichten, die in ihrer Farbenpracht den schwingenden Töne des Lebens nahe stehen ... früher haben sich die Menschen vor großen, wärmenden Lagerfeuern noch Märchen erzählt ... sich rückten näher zusammen, die Flammen knisterten und Funkenflug erhellte kurzzeitig den rabenschwarzen Himmel ... es war schon lange her, da ging ein Jäger mit seinen Pfeilen und Bogen in einen großen Wald ... er hatte auf seinem Rücken noch einen Korb für Beeren und Pilze und andere Waldfrüchte ... plötzlich blieb der Jäger stehen ... nicht weit von ihm stand neben einem Baum eine schneeweiße große Hirschkuh – sie schaute den Jäger mit großen Augen an ... kurze Zeit war der Jäger wie erstarrt, dann jedoch griff er einen Pfeil, spannte ihn in seinen Bogen und schoss nach dem Tier ... aber er verfehlte sein Ziel, stattdessen traf er den danebenstehenden Baum, während die Hirschkuh weiter in den Wald lief ... der Jäger hatte keine Zeit mehr, seinen Pfeil aus dem Baum zu ziehen, er verfolgte weiter die Hirschkuh ... kurze Zeit später bleib sie wieder stehen ... er schoss abermals ... wieder traf er nur einen Baum ... das ging so lange, bis er sämtliche Pfeile verschossen hatte und so tief im Wald herumirrte, dass er nicht mehr wusste, so er war ... die Sonne warf bereits lange Schatten und der Jäger freundete sich bereits mit dem Gedanken an im Wald nächtigen zu müssen ... Plötzlich sah er ... mitten im Wald, ein Schild mit der Aufschrift »Zum Mittelpunkt der Erde« ... er ging zu der Stelle und sah dort einen schwindelerregenden, schier unendlich tiefen Abgrund, an dessen Wand eine Wendeltreppe hinunterführte ...

... bevor er überhaupt nachdenken konnte, spürte er, wie sich seine Beine wie von selber bewegten und damit begannen, die einzelnen Stufen der Wendeltreppe hinunterzugehen ... Schritt für Schritt ... immer tiefer und immer tiefer ... es kam ihm so vor, als würden sich Sekunden in Stunden ... Minuten in Tage ... Sekunden in Wochen und Augenblicke in Jahre verwandeln ... bevor die festgeschmiedeten Koordinaten der unumstößlichen Zeit damit beginnen, weicher und formbar zu werden ... Zeit, die in der Gewahrsamkeit der Ewigkeit im stillen Moment streichender Augenblicke zu wirken beginnt ... Zeit, die sich verändernd und im nahestehenden Moment aufkeimender Gegenwartsmomente im Kleid der vergangenen Zukunft darstellt, so ... als wäre die Zeit nichts und der Raum alles ... oder einfach nur umgekehrt ... wer weiß das schon ganz genau ... denn wenn die dampfenden Tropfen der Ewigkeiten auf das kalte Eis erstarrter Augenblicke prallt ... dann beginnt eine Verwandlung der ganz besonderen Art ... eine Verwandlung, in der Gehörtes gefühlt ... Gesehenes gespürt und Wahrnehmbares sich im Klanggerüst des Zeitlosen verflüchtigt ... einfach so ... denn wenn in den gewaltigen Schmiedewerken des Kosmos sich das glühende Metall der Zeit eine Form sucht, dann kann man Zeit wie einen Hauch der Gegenwart spüren, wie sie in die Poren der Haut einzieht, wie sie sich verwandelt und darstellt ... während seine Füße ihn immer tiefer und tiefer führten ... hin zum Mittelpunkt der Erde ... manche Stufen, so schien es ihm, fühlten sich anders an als andere Stufen ... einige waren weich, wieder andere ganz hart ... Bilder traten ihm ... wie von Zauberhand vor Augen ... er wusste, dass es Traumbilder waren ... und trotzdem schienen sie so zu sein, als wären sie Wirklichkeit ... Empfindungen kamen ihm zu Gespür, von denen er ahnte, dass sie bedeutsam waren und immer noch bewegten sich seine Füße und Beine vollkommen selbstständig ... er ließ sich einfach gehen, ohne selber zu gehen ... er ließ sich fallen, ohne selber zu fallen ... immer tiefer und immer tiefer ...

... dann plötzlich war er an seinem Ziel ... er war im Mittelpunkt der Erde ... der Erde, die jeden Menschen anzieht ... der Erde, die in jedem Augenblick des Daseins gespürt und gefühlt wird ... in jedem Augenblick des Lebens Gedanken und Gefühle freisetzt ... im Mittelpunkt der Erde ... dort, wo die Empfindungsströme verdichtet und die bunten Vorstellungswelten der Tiefe deines Selbst sich auf kaum aussprechbare Weise fühlbar machen ... Ahnungen, die in den Zerrbildern des Lebens als Gewissheiten, tanzend und sich bewegend auf der bunten Bühne deines Inneren darstellen ... Impulse und Regungen in der eigenen Rhythmik deiner Gewahrsamkeiten ... ungezähmte Dränge nach Freiheit der Gedanken und Fantasien ... es nicht nötig haben zu müssen, artig, brav oder folgsam zu sein, sondern uneingeschränkt das Fühlen und Spüren zu dürfen, das gut tut und stimmig ist ... es funkelte und knisterte überall ... neugierig schauten seine Augen auf die fremdartig und doch vertraut wirkenden blinkenden Lichter ... es waren unendlich viele in unendlich vielen Farben ... sanfte Klänge, harfenähnlich, füllten die Luft aus ... jedes Lebewesen, so schien es ihm, habe hier, im Mittelpunkt der Erde, eine Art Tafel mit unendlich vielen Lichtern ... jeder Grashalm, jede Feldmaus, jeder Vogel, jede Muschel, jeder Mensch ... die vielen Lichter wirkten berauschend ... es ist wie in einem Traum ... vollkommen unverhofft steht der Jäger plötzlich vor seiner eigenen Lebenstafel und sieht seine unendlichen Lebenslichter in schier unendlichen Varianten leuchten ... gebannt schaut er auf das ständige Verändern der unterschiedlichen Lichter ... die Zeit verfliegt wie Nebel im Wind ... die Lichter, so fühlt er, sind mit den Harfenklängen des Hintergrundes unsichtbar verbunden ... sphärische Variationen ... Unbekanntes im Bekannten ... Vergängliches im Unvergänglichem ... Wesentliches im Unwesentlichen ... Lachen im Weinen ... Freude und Trauer, wie unterschiedliche Geschwister ... Stillstand und Bewegung ... knisternde Farben ... rauschendes Blau ... süße Klänge ... Zartes im Groben ... Alles im Nichts ... irgendwo im Nirgendwo ... ausgefüllt mit satter Leere ...

→ *Einschub: individuelle Suggestionen*

... und manchmal ist es schon gut, sich einfach so gehen zu lassen ... einfach so ... sich den Füßen und Beinen anzuvertrauen ... Schritt für Schritt ... so dass Stufe um Stufe ... die Wendeltreppe wieder nach oben gegangen werden kann ... Schritt für Schritt immer höher und höher, sich vorbereitend, eine innere Welt auf eine passende und stimmige Weise verlassen zu können ... Stufen, die mit Erinnerungen und Gefühlen verbunden sind ... Stufen, die, wenn sie zu knarren oder zu schwingen beginnen, sich in bekannte Gedanken verwandeln ... und während es deinen Beinen und Füßen erlaubt ist, immer höher und höher zu steigen, so ist es vollkommen in Ordnung, die Schritte, die dich aus der Welt der Tiefe führen, auf eine würdige Weise gehen zu lassen ... denn es ist wirklich ein elementarer Unterschied, ob es in dir geht oder ob du gehst ... ob deine Füße sich bewegen oder du sie bewegst ... denn dein Unbewusstes weiß ganz genau, was es als Reisesouvenir von dieser Reise mitnimmt ... Sekunden wie Stunden ... Minuten wie Tage ... Stunden wie Wochen und Augenblicke wie Jahre ...

Jahrhunderte wie Jahrmillionen ... Nebel, stehend in den unerforschten Schächten des eigenen Lebens ... Frische und Ruhe ... und Schritt für Schritt immer höher und höher ... Erfahrungen wirken lassen ... Vorgänge des innerlich Vertrauten ... Tageslicht, das zögerlich den Augenhintergrund streift ... immer höher und höher ... jede Ahnung, jede Regung ist uneingeschränkt willkommen ... Tabuloses in den verrosteten Ketten sozialer Regeln ... Stimmungen und Einstellungen ... immer höher und höher ... das Schild: »Zum Mittelpunkt der Erde« ... Sonnenlicht ... Erhellungen ... und uneingeschränkt sich dem Unbewussten anvertrauen ...

... als die Augen des Jägers sich an das Tageslicht wieder gewöhnt hatten ... fiel ihm, fast im Vorübergehen ... die weiße Hirschkuh wieder ins Auge ... sie stand nicht weit entfernt an jenem Baum, wo er seinen letzten Pfeil auf das Tier schoss ... plötzlich war das Tier verschwunden ... der Jäger ging zu der Stelle, wo der Pfeil noch im Baum steckte ... er rieb sich seine noch leicht brennenden Augen und sah abermals die Hirschkuh – sie stand wieder an einem Baum ... es war der Baum, an dem der vorletzte Pfeil sein Ziel verfehlte ... auf diese Weise fand der Jäger ... von seinen eigenen Pfeilen geführt den Weg aus dem Wald ... seine Pfeile hatten sich unvermutet in Wegweiser verwandelt ...

Plötzlich war er am Ende des Waldes angekommen ... er erkannte den Weg, auf dem er in den Wald gegangen war ... während du immer mehr und mehr auf deine Weise dich im Hier und Jetzt zurückfinden kannst ... um immer mehr und mehr in die Wirklichkeit zu gelangen, die man Realität nennt ... und dein Unbewusstes weiß ganz genau, auf welche Weise es die Geschehnisse dieser Reise ordnet ... ohne dass du sie mit deinem Verstand ordnen musst ... denn wenn dein Unbewusstes damit beginnt, die Varianten und neuen Verknüpfungen für dich fühlbar werden zu lassen, dann, ja dann ist es an der Zeit, auf deine Weise wieder hier in die Wirklichkeit zurückzukehren, in die Wirklichkeit, in der deine bewussten Gedanken und Bewegungsmuster mehr und mehr fühlbar sein können ... denn wenn die äußere Wirklichkeit damit beginnt, sich mehr und mehr Raum zu verschaffen, dann klingen die Töne bereits anders, dann wirken deine Fantasien anders und sehen anders aus ... und die Gewohnheiten des Alltages kommen ... vielleicht auf eine zart veränderte Weise, mehr und mehr in das sich bewegende Kornfeld deiner Aufmerksamkeit zurück, einfach so ... so, wie das für dich am besten ist ... ich zähle nun langsam von 1 bis 7, so dass du mit jeder Zahl, die dir zu Ohren kommt, ein biss-

chen wacher und wacher wirst ... so dass du allerspätestens bei der Zahl 7 wieder auf eine gesicherte Weise in die beginnende Wirklichkeit hineintrittst ...
1 ... 2 ... 3 ... 4 ... 5 .... 6 ... 7 ...

DIE SEIFENBLASENSTORY

Beispieltext 3

... wenn dir das angenehmer ist, für die beginnende Entspannung die Augen zu schließen, so spricht genau genommen nichts dagegen, die Augen zu schließen, denn manchmal kann man mit geschlossenen Augen sich viel besser entspannen als mit nicht geschlossenen Augen ... so dass du einmal darauf achten darfst, wie dein Körper für dich unablässig Luft holt ... mal schneller, mal langsamer ... mal gemächlich, mal nicht so gemächlich ... so dass mit jedem Atemzug ein bisschen mehr Ruhe und Muße sich ausbreiten darf ... einfach so ... nimm dir einmal die Freiheit, dich uneingeschränkt einer sich ausbreitenden Ruhe anzuvertrauen ... den inneren Rhythmus zu finden, ohne ihn suchen zu müssen ... so als würde all das, was du an Gedanken und Vorstellungen spürst, auf seine Weise innerlich stimmig werden ... du kannst deine Gedanken und Vorstellungen auf deine Weise spüren ... du kannst das Gewicht deines Körpers empfinden ... du kannst, wenn du willst, auf die Temperatur deines Körpers achten ... du kannst an Vergangenes denken oder du beginnst damit deine Gegenwart zu empfinden ... du kannst hören, was deinen Ohren zu Ohren kommt ... du kannst dich vorbereiten, noch tiefer zu entspannen ...oder noch tiefer zu sinken, wenn das für dich in Ordnung ist ... wenn du sicher bist ... dass es so weit ist, das uneingeschränkt zu dürfen ... so, als würde die sich ausbreitende Entspannung wie eine Farbe in deinem Körper zu fließen beginnen und all das sanft umspülen ... das sich bereits noch tiefer entspannen darf ... einfach geschehen lassen ... was sich aus sich selber heraus entwickelt ... gut so ... einfach so, ohne sich genötigt zu fühlen, es irgendeinem, außer dir selber, recht machen zu müssen ... als wäre es dir gegönnt, dich vorurteilsfrei auf sämtlichen Bahnen und Wegen deines Unbewussten bewegen zu dürfen ... Schritt für Schritt damit zu beginnen, sich mit der restlichen Aufmerksamkeit und Konzentration den inneren Geschehnissen zuzuwenden ... als wäre es deiner Fantasie erlaubt, ohne Vorgaben und Einengungen sich immer mehr und mehr und immer tiefer und tiefer auszubreiten ... wie wäre es, wenn du mit jedem Atemzug, den dein Körper nimmt, spüren darfst, wie es sich anfühlt, wenn immer mehr und mehr Ruhe sich ausbreitet ... wie während eines beginnenden Traumes, der facettenreich sich selber vor Augen führt, um das in Augenschein nehmen zu lassen, was dein Unbewusstes dir auf seine Weise vorschlägt ... um weitere Träume und innere Geschehnisse auf ihre Weise zu fördern, ohne dass das Geringste erwartet werden muss ... als wären die sich selbst entfaltenden Gedanken und Vorstellungen vollkommen frei ... und wenn die einzelnen Muskelgruppen damit beginnen, sich auf ihre Weise mehr und mehr zu entspannen und zu lockern, dann können auch die einzelnen Gedanken damit beginnen, sich auf ihre Weise zu lockern und zu entspannen, so, als würden sie leicht wie weiße Federn in Zeit und Raum dahinschweben, einfach so ... jeder Gedanke eben auf seine Weise ... ungezwungen und ungebändigt ... elementar im Ausdruck und kristallin in der Wirkung ... sich immer mehr und mehr nach innen zu begeben ... Schritt für Schritt ... und dem Unbewussten seine Freiheit lassen, dass es jede Thematik, sei sie auch noch so skurril, anbieten darf ... so, als würden die Empfindungen und Gefühle auf ihre Weise sich vollkommen frei und souverän bewegen dürfen ... immer tiefer und immer tiefer in die sich entfaltenden Räume deines Inneren zu sinken ... so dass die unbegrenzten Gestaltungskräfte deines tiefen Selbst sich im Astwerk der Gegenwart Bahn brechen dürfen, um in einem sich entwickelnden Gefühl der beginnenden Ruhe immer mehr und immer mehr nach innen zu sinken ...

... manchmal treten einem Geschichten vor Augen, die das Auge, so wie ein Schwamm, aufsaugen kann ... wenn es die Erlaubnis besitzt ... ob die folgende Geschichte in einem Märchenbuch steht oder nicht, kann ich wirklich nicht genau sagen ... aber wenn du daran denkst, noch bevor du dich noch mehr entspannst ... wie der Horizont aussieht ... wenn du aufs offenen Meer schaust ... so kann es gut sein ... dass deine Gedanken im Gewahrwerden ihrer selbst ... damit beginnen sich selber zu denken, einfach so ... wie in einem Traum ... denn jedes Leben hat eine unverwechselbare Geschichte in den unendlichen Verläufen der Zeit ... eine Geschichte mit Höhepunkten und Enttäuschungen ... eine Geschichte mit Klarheit und Unklarheit ... eine Geschichte mit Lust und Schmerz ... eine Geschichte mit Erinnerungen oder ohne ... eine Geschichte mit Stolz und Scham ... so, als würden am Horizont lauter Seifenblasen beginnen nach oben zu steigen ... und in jeder Seifenblase ein Erlebnis deines Lebens sich spiegeln ... so dass, wenn du es willst ... du die Seifenblase und die Erlebnisse auf dich wirken lassen kannst ... große Seifenblasen, kleine Seifenblasen ...wie dem auch sei, Buntes und Einfarbiges ... Hintergründe und Vordergründe ... so wie dein Leben sich darstellt ... unterschiedliche Facetten ... einfach auf sich wirken lassen ... einfach so ... Seifenblasen, die wie Traumbilder ... zart und gespinstartig sich vor dem inneren Auge aufspannen ... Seifenblasen, die zu tanzen beginnen, wenn im Geläut der Gegenwart die Töne über beginnende Bewegungen gespürt werden ... und in der Farbenpracht innerer Zeit, sei es im Begriff des Gegenwärtigen, sei es im Wesenhaften deines Vergangenen ... sich die Motive widerspiegeln ... wie wäre es wohl, in jeder Seifenblase unterschiedliche Lebensäußerungen wahrnehmen zu dürfen ... unterschiedliche Nuancen deiner Lebensführungen ... Bewegungen ... Veränderungen ... im lautlosen Getöse dahinschmelzender, sich verkehrender Gedanken, Gedankengebäude und Vorstellungswelten ... Seifenblasen, die von magischen Momenten künden ... Seifenblasen, in denen Kurzfilme elementarer Ereignisse deines Lebens zu bestaunen sind ... Filme, die schwarz-weiß ... Filme, die mit farbigen Bildern ins Auge fallen ... Filme, die von dir allein handeln oder Filme, die dich im Umgang mit verschiedenen Menschen zeigen ... so, als wäre dein gesamtes Leben in den wesentlichen Zügen in einer schier unendlichen Ansammlung von Seifenblasen sichtbar ... manchmal liegt auf einer Wasserfläche eine Nebelbank, die sich mehr und mehr ausbreitet, nach oben steigt ... und die Sichtbares zum Verschwinden bringt ... so dass die Seifenblasen immer mehr und mehr in den hochsteigenden Nebelschwaden verschwinden ... diffuses Licht ... schwimmende Helligkeit ... Feuchtigkeit ... zerstäubende Nässe ... Nebel ... Dunst ... Verwaschenes ... und urplötzlich, wie in einem Traum, eine schlagartige Veränderung ... Staunen mit weit aufgerissenem Mund ... weit aufgerissenen Augen und offenen Gedanken ... denn es gibt im Leben wirklich viele Gründe, die einen zum Staunen animieren ... Orte, wo die Überraschungen zu Hause sind ... Orte, die Gedanken schnell verändern und Gefühle schnell umsortieren, so schnell, dass man es in der eigenen organischen Langsamkeit kaum registrieren kann ... und doch deutlich spürbar ... das Staunen mit offenem Mund und offenen Augen ...

... denn als die Sonne aufging, lag das Sonnenblumenfeld in einem gleißenden Licht ... während der Wind die einzelnen Stängel hin- und herbewegte ... manche dieser Sonnenblumen waren riesig groß ... ihre Stängel waren so dick wie große Äste ... und weil diese Sonnenblumen auch die größten grünen Blätter hatten ... fühlten sich die großen Sonnenblumen schon als etwas wirklich Besonderes ... mitten im Feld jedoch war eine ganz kleine Pflanze ... im Schatten der Großen fühlte sie sich eigentlich nicht besonders wohl, vor allem dann, wenn die Großen einmal wieder mit ihrer Größe und Schönheit angaben, wie dem auch sei ... denn manchmal folgt auf Sonnenschein auch Regen und auf Regen Wind ... und auf Wind Sturm ... denn das Wetter schlägt seine eigenen Kapriolen ... und dass so schnell aus einer lauen Sommerbrise ein ordentlicher Sturm werden könnte, das hätte, zumindest auf diesem Sonnenblumenfeld, keiner so schnell gedacht ... der Sturm pfeift unablässig über die großen Blumen und wirbelt die Stängel hin und her ... während die Blätter durchgeschüttelt werden, so, als seien sie Spielzeug für den ungezähmten Wind ... es dauerte nicht allzu lange, da hatte der Wind sein Werk verrichtet ... so wie er immer sein Werk verrichtet, wenn er damit beginnt zu pusten ... und alles umhüllt, was sich ihm in den Weg stellt ... die großen Stängel waren umgebogen und lagen kreuz und quer über dem Feld ... die großen Blätter der großen Stängel lagen verstreut umher ... der Wind, ja der Wind hat sein Werk verrichtet ... es war ein fast schon trostloser Anblick ... erbarmungswürdig und mitleiderregend ... denn wenn Naturgewalten ungehemmt und ungezähmt wüten, dann hinterlassen sie immer sichtbare Spuren ... und wenn der Wind damit beginnt, sich zu legen und sich von seiner sanften Seite zeigt, dann ist es meist schon zu spät ... zumindest für die, die die Naturgewalten nicht einschätzen können ... umgebogen und abgebrochen ... durcheinandergewirbelt im Blattwerk der Verstrickungen ... Sonnenblumen, die ihren Stolz verloren haben und armselig gebrochen auf dem Boden liegen, hilflos und trostlos ... der Wind, ja der Wind hat seine Arbeit verrichtet ... gründlich, elementar und ungeschminkt ... der Wind, ja, der Wind hat seine Arbeit verrichtet ... so, wie er weht, weht er Neues heran und knickt alte, fassadenartige Vorstellungen wie moderndes Holz, mit Leichtigkeit um ... der Wind, ja, der Wind hat seine Arbeit verrichtet ...

→ *Einschub: individuelle Suggestionen*

... denn keiner konnte voraussehen, dass bis auf eine Ausnahme ... alle Sonnenblumen umgeknickt waren ... nur die kleinste Sonnenblume stand noch gerade auf dem Feld ... nun war sie, ganz unverhofft ... die größte unter allen Sonnenblumen und der Katzenjammer der anderen war groß ... es war ein seltsames Gefühl für die kleine Sonnenblume, nun so groß, ganz plötzlich groß geworden zu sein ... sie konnte alles, aber auch wirklich alles, was auf dem Feld geschah, nun erkennen ... sie sieht die größten Angebersonnenblumen jammernd auf dem Feld liegen ... klein mit Hut ... sie spürt eine gewisse Stärke in ihr aufsteigen ... so, als würden die alltäglichen Gedanken wie klare Eiskristalle vor ihrem inneren Auge zu tanzen beginnen ... so, als würden vorgeformte Gedanken damit beginnen sich zu lösen und aufgewärmte Vorstellungen sich frei verändern können ... denn es ist ein gutes Gefühl, sich auf sich selber verlassen zu können ... in dem Wissen, uneingeschränkt den Vorgaben des eigenen Unbewussten sich anzuvertrauen ... klare Gedanken und Empfindungen inhalierend ... eine Veränderung tief in sich selber spürend ... eine Veränderung, die sich im Gewebe des Körpers verfestigt und andere Veränderungen nach sich zieht ... sprudelnde Ideen, getragen auf den Wellenkämmen längst vergessener Zeiten ... Veränderungen im Spiegelbild unverfälschter Gewahrsamkeiten des eigenen Inneren ... Ahnungen in vorgeformten Gedankengebilden aufschäumender Intuitionen ... Klangbilder innere Stimmigkeiten ... Gefühlsnuancen auf dem schmalen Grad kristallklarer Gedanken ... freie Sicht in den farbigen Schatten dahinfließender Neuerungen, während das Unbewusste auf seine Weise die Bahnungen der Zukunft formt, um mehr und mehr von dem zu erfühlen, das dann gespürt werden darf, wenn dein Unbewusstes freie Hand besitzt, die wichtigen Neuerungen derart zu festigen, dass sie, noch bevor sie für das Bewusstsein spürbar werden, auf eine unaussprechliche Weise bereits Wirkung zeigen ... wie im Traum, wie im Märchen ...

... denn als der Nebel und der aufsteigende Dunst fast schlagartig in den Hintergrund traten und sich auflösten ... hatten die Seifenblasen sich verändert ... sie funkelten bläulich ...fast erhaben ... ganz klar, kristallin ... so, als würde das zerstäubende Wasser eines glasklaren Bergbaches in die Nase einziehen ... sie scheinen zu tanzen und sich selbstständig zu bewegen ... beim näheren Hinsehen haben sich auch die Szenen innerhalb der Seifenblasen verändert ... es ist kaum zu glauben, aber die Szenen innerhalb der Seifenblasen sind farbiger und noch lebendiger geworden ... facettenreicher und mit neuen Ideen gekrönt ... Ideen, die in ihrem Reichtum kaum zu übertreffen sind ... die funkelnd in der glasklaren Nacht farbig sprühend ihre Wirkung entfachen ... Ideen, die wie Kinder ungezwungen, frei und beweglich aufeinander zuschweben ... noch bevor sich alte Ideen mit neuen verbinden und neue Verknüpfungen eingehen ... noch bevor sich Ideen drehen und wenden, um im Hauch leiser Vervollkommnung sich verwandeln ... mehr und mehr spürbar machen ... vollkommene Freiheit der Gedanken ... Entfesselung sämtlicher Empfindungen ... Grandioses im mikroskopisch Kleinen, Verwandtes im Fremdartigen ... Gleichartiges in Ungleichartigem ... in den Sägespänen ausufernder Gedanken ... in den sich selber tragenden Veränderungen unter der uneingeschränkten Regie deines Unbewussten ... wie in einem sich verwirklichenden Märchen ... vielfältiger und beweglicher ... Geschmeidigkeit, rhythmische Präsentationen im veränderten Licht der vergangenen Zeit ... sich kräuselnde Farbverläufe in der sich verändernden Tonleiter der bewegenden Gegenwart ... Unglaubliches im Schmiedewerk des eigenen Glaubens ... Weichenstellungen im Gewahrwerden des eigenen Seins ... rückhaltlose Reichhaltigkeit in den Walzwerken dahintropfender Zeit ... in der Formbarkeit alles Machbaren ...

... und wie immer sich die Dinge gestalten ... langsam und allmählich treten die Geschehnisse des Inneren mehr und mehr in den Hintergrund ... so dass das Äußere immer mehr wahrnehmbar wird ... Stimmen, die lauter klingen ... Gedanken wirklichkeitsnaher ... Bewegungen bewusster ... und immer mehr und mehr in die äußere Realität zurückkommen ... um immer wacher und wacher zu werden ... immer wacher und wacher ... bis die Augen sich öffnen und der erste bewusste Atemzug gespürt werden kann ... und wenn es für dich stimmig ist, so spricht wahrlich nichts dagegen ... die sich abzeichnenden leisen, fast zarten Veränderungen dem Selbst zur Wirkung kommen zu lassen ... um dem Unbewussten zu gestatten, dass es gerade dann, wenn du mit deinen Gedanken nicht an die beginnenden Veränderungen denkst ... seine Wirkung so ausrichtet, dass du spürst, dass sich etwas verändert, ohne dass du in dem Moment weißt, woher diese Veränderung kommt ... denn wenn dein Unbewusstes es für den richtigen Zeitpunkt hält, neue Gefühlsverknüpfungen dir vor dein Gemüt zu führen, dann ist es bestimmt der richtige Zeitpunkt, oder? ... ich zähle nun ganz langsam von 1 bis 7 und spätestens bei der Zahl 7 bist du auf deine Weise wieder hier in dieser Wirklichkeit ... ausgeruht, frisch und munter ...

1 ... 2 ... 3 ... 4 ... 5 ... 6 ... 7 ...

MELODIEN DER NATUR

Beispieltext 4

... wie wäre es, wenn du dir die Freiheit gewährst, deinen Gedanken und Empfindungen einfach ihren Lauf zu lassen ... dich darauf vorzubereiten, nichts Bestimmtes tun zu müssen, dich einfach entspannen zu dürfen, so, als könntest du es dir gönnen, dich bedingungslos treiben zu lassen, ohne irgendwelchen sich aufdrängenden Gedanken gerecht werden zu müssen ... und mit jedem Atemzug immer weiter und weiter nach innen sinken zu können ... es ist ganz egal, ob deine Augen noch offen oder bereits geschlossen sind ... es ist ganz egal, ob du jetzt durch deine Nase oder deinen Mund atmest ... wichtig ist allein das, dich nicht genötigt zu fühlen, an irgendetwas denken zu müssen, sondern dir es auf eine Weise zu erlauben, alles das denken zu dürfen, was an Gedanken sich einstellt, ohne auf irgendwelche Beeinträchtigungen Rücksicht zu nehmen ... Vorstellungen, die wie Wolken im Wind sich eigenständig verändern ... Bilder, die kommen und gehen ... Geräusche, Töne und Klänge, die ihrerseits mit bestimmten Empfindungen und Gefühlen verknüpft sich ... Veränderungen und Unterschiede ... kosmische Klänge in dahinfließender Zeit ... immer tiefer und tiefer ... denn wenn man am Himmel einen Vogel beobachtet, wie er seine Kreise zieht ... dann kann man spüren, wie es ist, wenn grenzenlose Freiheit an das innere Empfindungsgewebe seiner selbst behutsam anklopft und sich auf ihre Weise mitteilt ... manchmal verliert ein fliegender Vogel eine Feder ... und diese Feder schwingt in ihrem eigenen Rhythmus, der Gravitationskraft der Erde folgend, immer tiefer und tiefer ... tiefer und tiefer ... hin und her, unablässig nach unten ... hin- und herdrehend seinem eigenen Weg nach unten folgend in vollkommener Freiheit und Unabhängigkeit ... immer tiefer und tiefer, ruhiger, und damit beginnen zu dürfen, die Pforten der Traumwelt des eigenen Inneren zu öffnen ... mit jedem Atemzug ein bisschen mehr und mehr nach innen zu gleiten, ohne auch nur das Geringste tun zu müssen ... denn wenn die eigenen Vorstellungswelten damit beginnen, flüssige Form anzunehmen, und sich auf elastische Weise derart ausbreiten, dass diese Veränderungen im Körper, auch in den verstecktesten Winkeln, gespürt werden ... dann kann sich auf ihre Weise Entspannung in Trance verwandeln ... so, als würde sich aus der Ferne des Hintergrundes der Sandmann mit einem großen Sack voll Schlafsand heranpirschen und diesen Sand fürsorglich und behutsam in die vielleicht noch offenen Augen rieseln lassen ... manchmal kommt dieser Sandmann mit einer Kutsche, die von Pferden oder Hirschen gezogen wird ... manchmal kommt er mit einem Schlitten, der von Hunden gezogen wird ... manchmal aber einfach nur zu Fuß, je nachdem ... und wenn du dir erlaubst, deinem Unbewussten zu gestatten, dass der Sandmann auf seine Weise immer näher und näher an dich herantreten darf ... so kann er, wenn du schon so weit bist ... in seinen Sack greifen und Sand herausrieseln lassen ... ganz langsam, wie in Zeitlupe ... Körnchen für Körnchen ... so dass mit jedem Körnchen, das deine Augen erreicht ... du immer tiefer und tiefer sinken kannst ... so weit, wie das für dich in Ordnung ist ... sei es, dass du Ruhe und Muße wie eine sich ausbreitende Farbe in dich hineinfließen lässt, sei es, dass du Ruhe und Muße als himmlische Symphonien des Hintergrundes in dich aufnimmst ... sei es, dass Ruhe und Muße sich ihren eigenen Weg in das Gespinst deines Selbst suchen ... einfach geschehen lassen, was geschieht ... ohne nur das Geringste erwarten zu müssen ...

... und manchmal erscheint ganz unverhofft, gerade dann, wenn man nicht bewusst nachdenkt ... ein inneres Bild, das einen an die Natur erinnern kann ... Berge, weiter Himmel, Wolken, freie Sicht ... während eine Quelle an einem Berglauf zu sprudeln beginnt und das Wasser dieser Quelle, der Erdanziehung folgend ... sich seinen Weg nach unten bahnt ... während weitere Quellen das zarte Rinnsal fürsorglich speisen ... ihm weitere Flüssigkeit zufügen, wie eine Mutter ihr Kind vorsorglich mit Milch versorgt ... so dass der rinnende Bach mehr und mehr an Größe gewinnt ... sich in einen größeren Bach verwandelnd mehr und mehr Würde annimmt ... und immer weiter und weiter fließt ... immer weiter und weiter ... sprudelndes Wasser, das zerstäubend sich würdevoll als Nebel wie eine Decke auf den fließenden Bach legt ... Blätter, die sich hin- und hergetragen als Spielgefährten des Baches erweisen ... Steine, die abgerundet und moosbefeuchtet von jahrtausendlangen Berührungen des Wassers künden ... Pflanzen, die ihre eigene Rhythmik entwickeln und sich dem Geschehen des ständigen Fließens anpassen ... Farbveränderungen in den Passagen ständiger Übergänge ... gurgelnde Laute, die sich mit dem Wind, der zaghaft um die Berge weht, als Chor vereinigen ... Luftblasen, kleine und große, die auf ihre Weise einen Reinigungsvorgang ankündigen ... traumartige Spiegelbilder in der sich ständig verändernden Welt des Fließenden ... Gedanken, wie kleine Holzstücke hin- und hergeschwemmt, sich findend, und Empfindungen, die ans Ufer gespült ihre Zeit brauchen, um sich im Sonnenlicht zu wärmen und aufzugehen ... Dahinplätschern, mal schneller, mal langsamer ... manchmal jedoch geschehen unvorhergesehen Dinge, da kann es donnern oder blitzen ... da kann es passieren, dass ganze Berghänge abrutschen und dadurch ein riesiger Stausee entstehen kann ... immer größer und größer werdend ... Druck und Belastungen ... Stauungen ... immer mehr und mehr und kein Durchsickern mehr möglich ist ... doch auch hier kommt es manchmal anders, als man denkt ... wer hätte schon damit gerechnet, dass vollkommen überraschend der Druck der Ereignisse sich verwandelt, wie in einem Traum ... denn so, wie der Druck entsteht, so kann er entweichen ... vielleicht auf Wegen, die vorgezeichnet sind, vielleicht aber auch ganz anders ... es scheint viele Möglichkeiten zu geben, wie Druck, wie immer er sich auch anfühlen mag, sich verändern kann ... der hohe Druck der Luft kann sich, fast schlagartig, in einen tiefen Druck verwandeln ... Druck ... Druckstellen ... Druckplatten ... Drucklinien ... und Veränderungen, die, sich aus sich selbst heraus tragend ... dann fühlbar werden, wenn sie sich nicht fühlbar machen müssen ...

... während das Rauschen des unteren Flusslaufes noch die Pflanzen und Gräser und Tiere mit seinen Nährstoffen versorgt ... fruchtbare Erde angeschwemmt wird ... braun, mit einem leicht rötlichen Stich ... beginnen die fruchtbaren Wassermassen auszudünnen ... versiegen die Reste des Flüssigen und können keine weiteren Nährstoffe mehr transportieren ... ein Delta, dem der Hahn zugedreht wird ... stehendes Wasser, das in der Glut der Sonne verdurstet ... Trockenheit ... Grünes sind in Bräunliches verwandelnd ... Risse im Boden ... Spalten ... Staub, der hochsteigt ... wie im Märchen ... Blicke in unterschiedliche Richtungen ... Verdunstungen im Schatten beginnender Trostlosigkeiten ... Gedanken wie feiner Staub ... Töne und Klänge von Wehmut ... Vögel am Himmel, lauernd und Kreise ziehend ... wüstenartige Gebilde im Vertrockneten der Gegenwart ... Dürre im fahlen Licht der Ausweglosigkeit ... künstliche Schatten in dahinwelkenden Vorstellungsblättern ... Eintönigkeiten im Spiegelbild des sich verändernden Horizontes ... brüchige Visionen in den hustenden Vorstellungen innerer Zeit ... Gleichgewichtsstörungen in den unsichtbaren Gegebenheiten verfallender Zeiten ... ruinenhafte Räume ... in sich verdrehte Gedanken in den eisernen Fesseln des immer Wiederkehrenden ... Gedanken wie Gummibänder gespannt, vollkommen teilnahmslos und bewegungslos sich gebärend ... wie auf dahintreibenden Eisschollen, die sich als Spielball unberechenbarer Dünung ... gerade da brechen, wo sie scheinbar am stärksten sind ... in den Wirrungen des Unverstehbaren ... im dichten Gestrüpp lautloser Gemeinheiten ... unter den zerrissenen Fahnen kühnsten Gedankengutes ... holprige Empfindungen in staubumwehten Gewahrsamkeiten ... verklebte Reste ehemaliger Großzügigkeiten ... kleinkariertes im wimmernden Dahinsiechen schnaufender Atemzüge ... Umwölbungen des ständig Wiederkehrenden ... in den Trockenzonen fader Allgemeinheiten ... ausgebrannte Sterne ... verkohlte Himmelskörper ... Trockenheit, die die Zungen zum Kleben bringt ... mechanische Bewegungen auf den aufschäumenden Wellenbergen der Langweiligkeiten ... leere Nester in den qualvollen Bemühungen des Gegenwärtigen der eigenen Gewahrsamkeiten ... und urplötzlich eine Veränderung ... kaum glaubhaft, aber doch wahrnehmbar ... so, als würde Trostlosigkeit mit einem matten Schimmer aus Sehnsucht überzogen ...

→ *Einschub: individuelle Suggestionen*

... wie es dazu kam, das wusste keiner so genau, aber welche Auswirkungen das Wasser hatte, das ahnte jeder, der das Delta kennt ... der urplötzlich steigende Wasserpegel brachte besonders fruchtbare Erde mit sich ... rötlich-golden schimmernd legte sich diese Erde wie ein Film über das Delta und sickerte in den Boden bedächtig ein ... Gerüche, die sich verändern, Luftfeuchtigkeit, die auf der Zungenspitze wahrnehmbar ist ... bräunlich-matte Farben, die sich wie in einem Zeitraffer in sattes Grün verwandeln ... bunte Details und facettenreiche Melodien des Kosmos ... dichte, undurchdringbare Gewässer ... entfesselte, unnatürliche Kräfte ... ungebändigtes Gewahrwerden der eigenen Adern des Lebens ... Gewebe, gefärbt wie in einem Traum ... in den geölten Räderwerken der inneren Wesenhaftigkeiten ... schimmerndes Licht über den Silhouetten vergangener Zeiten ... Vielfarbigkeit und Gestaltreichtum im ruhigen Dahinplätschern einzigartiger innerer Schwingungsmuster ... aufgehendes Gedankengut, eingebettet in ein rauschendes Blumenmeer ... Großartigkeiten unter dem Vergrößerungsglas sich selbst betrachtender Elemente des Mikrokosmos ... sanfte Flügelschläge ... im Gewahrwerden ausbalancierter farbiger Empfindungen ... Entflechtungen ... Freisetzungen ... aufgelockerte, fruchtbare Erde als Nährboden wachsender Empfindungen und strahlender Gedanken ... zarte, schleierartige Formen im Dahinschaukeln stimmiger Bewegungen ... neue Verknüpfungen, gewinnend und organisch ... Vogelgezwitscher, das von neuen Zeiten kündet ... Glückssträhnen, ohne das Glück herauszufordern ... Karten, die das eigene Schicksal gönnerhaft mischt, lautlos und doch hörbar ... still und doch fühlbar ... wärmende Gedanken ... saftige Vorstellungen und hitzige Temperamente ... verbunden in den Begrifflichkeiten des Neuartigen ... Perspektiven auf den Walzen des Rades der ewigen Wiederkehr ... blühende Landschaften als Quell ständiger Kreationen ... dahinrinnende Zeit auf der Palette des Einzigartigen, innerer, mit Rhythmik ausgefüllter Wesenhaftigkeit ... Schwingungen und Schwebungen ... Bewegungen und Vorbereitungen, das sich neu Entwickelnde fassen zu dürfen, ohne es fassen zu müssen ...

... manchmal ist es gut zu wissen, dass der Weg des Wassers seinen eigenen Gesetzen folgt ... so dass das gestaute Wasser der Berge sich seinen eigenen Weg nach unten bahnt, fast würdevoll und erhaben, nicht ohne Stolz ... denn als das Wasser sich immer weiter und weiter, immer weiter und weiter in die lehmartige, mit Steinbrocken versetzte Stauwand hineinarbeitete, da quoll auf der anderen Seite der Staumauer bereits das erste Wasser, zwar noch ein bisschen respektvoll, aber doch gut sichtbar und fühlbar, hervor ... es rann wie aus einer eigenen Quelle die Wand herab ...während immer mehr und mehr Wasser diesen kleinen Gang nachströmt und ihn dadurch vergrößert ... so dass die Staumauer vorsichtig und doch spürbar immer mehr und mehr abgetragen wird ... bis sie von nachdrängendem Wasser vollkommen überspült wird ... und der lehmartige, fruchtbare Boden der Staumauer ins Tal befördert wird ... wo er wiederum andere Organismen zum Wachstum anregt ... so dass die Staumauer, wie ein fruchtbarer Regen, sich über die Landschaft der Tiefe ausbreitet ... denn Wasser ist Leben ... und Leben ist untrennbar mit Wasser verbunden ... Wasser, das reinigt und kühlt ... klärt und säubert ... Wasser, das trägt ... Wasser, das die Krusten der Zeit fein wegschwemmt ... Wasser, das jeder Mensch zum Leben unabdingbar braucht ... Strömungen und Verzweigungen ... Rauschendes in den entfesselnden Gewalten ungebändigter Natur ... elementare Ausdrücke des Seienden ... in den energiegeladenen Vorstellungswelten entfesselter, fantastischer Gedanken ... dahinstreichende Wolken, weiß und klar im Geläut stimmiger Gefühlswelten und im Gespür ahnungsvoller Farbenpracht des Irdischen im Spiegelbild des Himmlischen ... auf den kreisenden Bahnen von Neuartigem, spielerisch und doch verbindlich ... leicht und doch an Tiefe kaum zu überbieten ... einfach so ...

als würde es ganz von alleine fließen ... als würde es gehen, ohne dass du gehen musst ... sich tragend aus sich selbst heraus ...
... und wie immer sich die Dinge des Inneren gestalten ... gönne es dir auf deine Weise immer mehr und mehr ins Hier und Jetzt zurückzukehren ... die inneren Eindrücke in den Hintergrund treten zu lassen ... um dich immer mehr und mehr der äußeren Realität zuzuwenden ... so als würdest du eine innere Grenze durchschreiten und die Töne und Klänge des Äußeren, die sich zu Gehör melden, dich gewissenhaft und deutlich spüren lassen, in die äußere Wirklichkeit zurückzukehren ... ganz langsam zähle ich nun von eins bis sieben ... so dass spätestens bei der Zahl sieben gewährleistet ist, dass du auf eine sichere Weise wieder in der Wirklichkeit stehst, dass dein Körper bewusste Bewegung ausführt und deine Gedanken im Lichte der Wirklichkeit sich so sammeln, dass du klar und deutlich fühlst, im Hier und Jetzt zu sein ...
1 ... 2 ... 3 ... 4 ... 5 ... 6 ...7 ...

Hypnotische Vorlesetexte für Kinder

Die folgenden Kindergeschichten sind interaktiv entworfen, das heißt, dass der Vorleser mit dem Kind ein Art Frage- und Antwortspiel macht. Sie können sich natürlich noch viel mehr Fragen, als die, die wir aufgelistet haben, ausdenken. Der kleine Hörer wird auf diese Weise in einen Zustand suchender Aufmerksamkeit geführt, in dem er leichter zu behandeln ist.

DER BLAUE FUCHS

Vorlesetext 1

Eigentlich sind Füchse ja Einzelgänger, sie haben ihren Bau irgendwo im Wald oder Feldboden, gehen, wenn es dunkel wird, auf die Jagd und schlafen meist tagsüber. Aber einmal in der Woche kommen sie alle gemeinsam mitten im Wald zu einer Zusammenkunft. Dort besprechen dann die alten Füchse, was sie so in der letzen Woche gejagt haben und sie geben den jüngeren Füchsen Ratschläge, was zu tun ist, um zu einer reichen Beute zu kommen.
»Hinter dem Holzstoß beim Bauern Giebl, da gibt es noch mehrere fette Gänse, die nur darauf warten, geholt zu werden«,
sagte mit rauer Stimme Raduan, einer der älteren Füchse.
Die anderen Füchse waren in diesem Moment mucksmäuschenstill und mancher von ihnen dachte schon daran, dass er direkt nach der Versammlung zum Bauern Giebl schleichen wollte, um für gutes Futter zu sorgen.
Nachdem also so manche guten Ratschläge von den alten Füchsen in die Weite der Nacht gehallt waren, begann man schließlich mit dem geselligen Abend. Doch bevor die Fuchskapelle ihre Musik spielen sollte, zählte Raduan noch einmal alle Füchse, um sicher zu sein, dass auch wirklich alle da waren.
Aber: Einer fehlte! Es war Dano, dessen Fuchsbau ganz am Ende des Waldes lag. Raduan vermutete, dass Dano noch unterwegs sei – das Wetter war nämlich gestern schlecht geworden, so dass sich im Wald viele Sumpfstellen gebildet hatten, die nicht so leicht zu überqueren waren. Raduan hatte recht. Es knackte im Unterholz und aus dem Gebüsch kam Dano. Plötzlich wurde es gespenstisch still. Die Füchse kamen aus dem Staunen nicht mehr heraus. Manchem blieb fast das Herz stehen. Was war passiert?
Du wirst es kaum glauben, aber das Fell von Dano war ganz blau. Du musst wissen, dass die Füchse so gute Augen haben, dass sie sogar nachts Farben unterscheiden können. Das Entsetzen war riesengroß. Raduan fand als erster seine Worte wieder:

»Wie siehst du denn aus?«
»Was meinst du?«, fragte Dano. »Was schaut ihr so entgeistert?«
»Du bist ja ganz blau!!!«, schrie Raduan.
»Noch nie ist hier im Wald ein blauer Fuchs gesehen worden!«
Es dauerte eine ganze Weile, bis sich die Gemüter der Füchse wieder beruhigt hatten – aber Dano wurde in dieser Nacht und in den folgenden Nächten von den anderen Füchsen gemieden. Mit einem blauen Fuchs wollte wirklich kein anderer Fuchs etwas zu tun haben. Das war schade, denn eigentlich war Dano ein lieber Fuchs, der hilfsbereit und fleißig war, wenn man etwas von ihm wollte. Nur diese blaue Farbe, nein!
Der beste Freund von Dano war Rüdiger, ein Fuchs mit einer besonders großen Nase. Zwar fand Rüdiger das blaue Fell auch ein wenig merkwürdig, aber woher die blaue Farbe käme, das wollte er dann schon wissen.
Eines Abends sah Rüdiger zufällig Dano unter einer Tanne sitzen. Er schlich ihm nach. Er wollte dem Geheimnis des blauen Fells auf die Spur kommen. Dano schlüpfte durch dichtes Gestrüpp und rannte über eine Wiese zum Ende des Waldes.
Dort blieb er kurz stehen und drehte sich um. Er wollte sehen, ob ihm einer folgte. In diesem Moment versteckte sich Rüdiger hinter einer kleinen Birke, so dass Dano nichts bemerkte. Anschließend kroch Dano in seinen Bau, der am Ende der Waldlichtung lag. Rüdiger ging vorsichtig näher. Er tastete sich durch die Büsche und war plötzlich im Bau von Dano. Dano hörte es rascheln – er drehte sich um und begrüßte Rüdiger lachend:
»Jetzt bist du genau so blau wie ich«, scherzte Dano.
Rüdiger verstand kein Wort.
»Schau dich mal im Spiegel an«, forderte Dano Rüdiger auf.
Und tatsächlich, Rüdigers Fell war blau wie das Meer.
»Aber was ist denn das?«, stotterte Rüdiger ungläubig.
»Du bist durch den Blaubeerbusch gegangen, der direkt vor der Höhle wächst«, sagte Dano.
»Dieser Busch färbt alles blau, was ihn berührt, die Farbe geht nicht mehr ab, so ist das!«

Rüdiger brauchte einige Zeit, um sich an seine neue Farbe zu gewöhnen. Was würdest Du wohl machen, wenn Deine Haut plötzlich himmelblau würde? Das wäre ja wirklich sehr komisch, oder?

Jedenfalls ging Rüdiger nach diesem seltsamen Erlebnis wieder nach Hause. Ein merkwürdiges Gefühl hatte er schon, als er so, ganz blau, wieder zu seinem Fuchsbau ging. Er war ja mal gespannt, was die anderen Füchse zu seinem neuen Aussehen sagen würden. Die Zeit verging und die nächste Fuchsversammlung mitten in der Nacht stand vor der Tür. Rüdiger hatte sich ein wenig verspätet – alle Füchse waren schon da, sogar Dano stand etwas abseits und hörte den Ratschlägen der alten Füchse zu. Dann geschah etwas, das Du bestimmt schon geahnt hast. Als die übrigen Füchse Rüdiger sahen, schrieen sie vor Entsetzen und schüttelten ungläubig ihre Fuchsköpfe. Wie kann nur dieser Rüdiger hier auch mit einem blauen Fell auftauchen? Erst Dano, dann Rüdiger, was ist los im Fuchsland?
»Füchse sind rot, waren rot und sollen rot bleiben!!!«, polterte mit stählerner Stimme Raduan, und alle, na ja, fast alle anderen Füchse stimmten ihm bei.
Rüdiger wurde von nun an auch gemieden, genau so, wie sein Freund Dano.
Was Raduan der Alte nicht wusste, war folgendes:
Dano und Rüdiger hatten mit anderen jungen Füchsen einen Geheimclub gegründet. Sie hatten alle einen Geheimausweis und verschiedene Verstecke im Wald, in denen sie Fuchsfallen, die die Jäger aufstellten, sammelten und untersuchten. Das durften die Erwachsenen natürlich nicht wissen, denn sonst hätten sie ihnen die Fallen mit Sicherheit wieder weggenommen und sie vernichtet. Aber solche Fallen zu untersuchen, das macht schon Riesenspaß.

Hast Du nicht auch schon einmal etwas heimlich gemacht, das Deine Eltern auf keinen Fall wissen durften?

So geschah es, dass die Freunde aus dem Geheimclub Dano und Rüdiger ebenfalls nachschlichen und auch mit einem blauen Fell zurückkamen. Du ahnst ja gar nicht, was los war. Wieder schimpfte Raduan am lautesten. Er drohte sogar mit dem Fuchsfriseur, der alle Blaufelligen scheren sollte. Damit konnte er sich aber bei den anderen Füchsen nicht durchsetzen, weil keiner die blauen Füchse berühren wollte – alle hatten Angst, dann auch blau zu werden. Die Zeit verging und immer mehr Füchse wollten dem Geheimnis der blauen Farbe auf die Schliche kommen und besuchten heimlich Danos Bau.

Bei der nächsten Versammlung nachts im Wald gab es zum ersten Mal mehr blaufellige als rotfellige Füchse. Raduan biss vor Wut in einen alten Baumstamm und stammelte etwas von Fuchsehre und alten Bräuchen. Er sah wirklich zum Fürchten aus, zumal sein eigener Sohn, Ilta, nun ebenfalls ein blaues Fell hatte.
Raduan drohte mit der Auflösung der Fuchsgemeinschaft, aber er kam mit seinem Vorschlag nicht allzu weit.
Als bei der nächsten Versammlung schließlich alle Füchse mit einem blauen Fell kamen, verschlug es ihm die Sprache. Er konnte wirklich längere Zeit kein einziges Wort mehr reden. Es war so, als hätte ihm etwas den Hals zugeschnürt.

Kennst Du das Gefühl, dass Dich etwas so mitnimmt, dass Du nicht mehr sprechen kannst, als hättest Du einen Frosch im Hals?

Vielleicht spürst du es ja schon, aber Raduan wollte nicht länger ein Außenseiter sein. So schlich er sich eines Nachts aus seinem Fuchsbau, um die Höhle von Dano zu besuchen. Nun waren sie alle blau, unsere Füchse aus dem Wald.
Die Zeit verging und diese Geschichte wurde von den Füchsen vergessen. Sie können ja nicht schreiben und deshalb müssen sie sich an die wichtigen Dinge immer erinnern, aber das Erinnerungsvermögen ist eben auch bei Füchsen begrenzt.
Eines Nachts war wieder Versammlung. Die blauen Füchse tauschten ihre Geheimnisse aus, als sie plötzlich einen Fuchs sahen, der ein zitronengelbes Fell hatte. Alle waren vor Schreck ganz still. Raduan fand als erster seine Worte wieder und schimpfte wie ein Rohrspatz:
»Wie kann ein Fuchs in unserem Wald nur ein gelbes Fell haben?«, donnerte er. Alle stimmten ihm bei.
Und wenn Du jetzt denkst, dass diese Geschichte so weitergeht, wie man vermuten könnte, so denkst Du richtig. Denn bekanntlich gibt es ja Pflanzen, die, wenn man sie berührt, eine gelbe Farbe übertragen, kennst Du welche? ...

DER SCHLAUE FRISEUR

Vorlesetext 2

Von dem Land, von dem ich dir erzähle, weiß man nicht allzu viel – man weiß noch nicht einmal, wann die folgende Geschichte sich zugetragen hat – ja, man weiß nicht einmal, ob sie überhaupt wahr ist. Aber wenn sie wahr sein sollte, dann stehen dir vor Stau-

nen vielleicht die Haare zu Berge, oder auch nicht!
Das Land nannte man »Das Land der seltsamen Beschlüsse«. In diesem Land gab es einige sehr reiche Leute und viele arme. Die Reichen ärgerten sich immer, wenn sie sich nicht gleich untereinander erkennen konnten, denn in dem Land war es sehr warm und die Leute trugen nur sehr wenig Kleidung. Aber nur an der Kleidung konnte man die armen und reichen Leute nicht unterscheiden. In unserem Land war das früher anders, da gab es eine Kleiderordnung. Da durfte nicht jeder tragen, was er wollte, sondern es gab Gesetze, die vorschrieben, wer was tragen durfte. Genau genommen gibt es so etwas wie eine Kleiderordnung auch heute noch, aber nicht so ausgeprägt wie früher. Du darfst zum Beispiel keine Polizeikleidung tragen, wenn du kein echter Polizist bist, na ja, mit einer Ausnahme, beim Fasching.
Jedenfalls ärgerten sich die Reichen im »Land der seltsamen Beschlüsse« gehörig. Eines Tages beschlossen die reichen Ratsherren dieses Landes etwas, das du bestimmt nicht für möglich hältst. Sie erließen ein Gesetz, dass jeder, der arm ist, sich die Haare abschneiden lassen musste. So wollten sie sichergehen, dass sie sich besser untereinander erkennen könnten und es zu keinen Verwechslungen kommen würde. Die reichen Ratsherren ließen verkünden, dass sie ihrem Volk etwas Gutes tun würden. Weil es in diesem Land fast immer warm war, so ließen sie verkünden, sollten sich alle Menschen, bis auf die Reichen, ihre Haare ganz kurz schneiden lassen. Das würde zu einer angenehmen Kühle führen, denn wenn man keine Haare auf dem Kopf hätte, so waren ihre Argumente, konnten sich die Haare auch nicht aufheizen und was nicht aufzuheizen ist, kann auch keine Wärme abgeben, so lautete die Argumentation. Und deshalb bliebe der Kopf schön kühl. Eine seltsame Argumentation, aber ich kann das auch nicht ändern. Jedenfalls durften die Haare nicht länger als ein kurzgeschnittener Fingernagel sein, so das Gesetz.

Schau mal deine Fingernägel an und stelle dir vor, wie du wohl aussiehst, wenn du so kurze Haare hast

Also begann der Friseur dieses Landes, den Menschen die Haare abzuschneiden. Da die Armen aber wenig Geld hatten, musste der Friseur ihnen umsonst alle Haare abschneiden. Das war sehr ärgerlich für ihn, denn er hatte vor diesem Beschluss der Ratsherren gutes Geld verdient, aber weil er allen umsonst die Haare schneiden musste, ging es ihm nicht mehr so gut. Wenn man eben für den größten Teil seiner Arbeit kein Geld mehr bekommt, dann kann man sich auch nicht mehr viel kaufen und leisten – so ging es unserem Friseur. Derweil hatte er so viele schöne bunte Kämme. Er hatte den ganzen Keller voll davon, die hatte er einmal von einem Chinesen gekauft, ganz billig, in der Hoffnung, dass er die Kämme in seinem Land alle schnell verkaufen könne. Aber da hatte er sich getäuscht. Denn ein Mensch mit kurzen Haaren braucht keinen Kamm, oder siehst du das etwa anders? Unser Friseur war der Verzweiflung nahe. Er ging bereits mit den Preisen für seine Kämme herunter, aber trotzdem kaufte keiner einen Kamm von ihm. Also beschloss er, zu den Ratsherren zu gehen und sie zu bitten, ob sie nicht ihren Beschluss rückgängig machen könnten. Als er beim Ratsherrn-Präsidenten war, lachte dieser ihn aus und meinte, dass er doch aus seinen Kämmen Mundharmonikas machen solle, die könne er dann bestimmt gut verkaufen. Traurig schlich der Friseur aus dem Haus – dreimal hatte er versucht, die Ratsherren umzustimmen, aber jedes Mal wurde er verspottet und verlacht.

Kennst du das auch, wie das ist, verspottet oder verlacht zu werden. Da würde man am liebsten im Boden versinken, wenn das möglich wäre, oder?

Einige Tage später ging der Friseur in einem nahegelegenen Waldstück spazieren. Er dachte so über sich und die Welt nach, als er plötzlich vor einem alten Baumstumpf innehielt. Er hörte eine Stimme, die offenbar aus dem alten Baumstumpf kam. Vorsichtig stieg er den alten Baumstumpf hinauf und sah in einer Nische einen alten Zwerg mit einem langen Bart und einer Glatze sitzen. Der Zwerg hatte ein gelbes Pulver, mit dem er seine Glatze bestrich. Gleichzeitig sang er ein Lied:
»Am Kopf, da braucht man keine Haare,
wenn man kommt in seine Jahre,
wir Zwerge mögen kein Haar am Kopf,
wir lieben unseren Weißbartzopf.«
Und in diesem Moment strich sich der Zwerg über seinen weißen, langen Bart und schien ganz vergnügt zu sein. Dann setzte er seine rote Zipfelmütze auf, kletterte den Baum herunter und verschwand in einem kleinen Erdloch. Das gelbe Pulver ließ er zurück. Weil unser Friseur so leise war, hatte ihn der kleine Zwerg auch nicht bemerkt. Möglicherweise dient das gelbe Pulver dazu,

dass es den Haarwuchs stoppt, dachte unser Friseur und nahm aus Neugier eine kleine Probe mit. Es kam aber in diesem Moment ein starker Wind auf und blies ein bisschen von dem Pulver auf die Unterarme des Friseurs. Als er schließlich zu Hause war, merkte er, dass alle seine Haare auf den Unterarmen ausgefallen waren. Das sah komisch aus, sage ich dir, die Arme eine Friseurs ohne Haare!

Schau dir einmal deine Arme an, auch du hast da viele kleine Härchen, das kitzelt richtig, wenn man mit der anderen Hand darüber fährt, mach das einmal

In der folgenden Nacht konnte unser Friseur kaum schlafen – immer wieder musste er an den seltsamen Zwerg denken, an das gelbe Pulver und an seine Arme. Er wusste zwar, dass es Dinge auf dieser Welt gibt, die man nicht erklären kann, aber so etwas? Er konnte in dieser Nacht kein Auge zumachen. Auch in den nächsten Nächten ging es ihm nicht besser. Völlig übernächtigt ging er in der dritten Nacht zu Bett. Und dieser Traum, den er da träumte, sollte sein ganzes Leben verändern, aber höre selbst:
Am Morgen nach dem Traum ging er wieder zu dem alten Baumstumpf, um noch mehr gelbes Pulver zu holen, er wollte das gelbe Pulver für einen Streich benutzen.
Ein Friseur weiß ja so allerhand, wie Menschen ihre Haare pflegen. Von dem obersten Ratsherrn wusste er zum Beispiel, dass er jeden Abend seine Haare mit einer Mischung aus Senf und Curry einrieb – das sollte angeblich für einen guten Haarwuchs sorgen. Dieses Mittel hatte er von seiner Großmutter. Der Friseur schaute einmal in seinem großen Friseurbuch nach, ob dieses seltsame Mittel dort aufgeführt war, aber er fand es nicht. Als er dann dem obersten Ratsherrn sagte, dass dieses Mittel nichts nützen würde, schrie er ihn an, ob er nicht Respekt vor seiner Großmutter hätte, die hätte bei allem und jedem recht gehabt und auch bei seiner Senf- und Currypaste.
Heimlich schlich sich am nächsten Abend unser Friseur in das Haus des obersten Ratsherrn und tauschte die Senf- und Currypaste gegen sein gelbes Pulver aus. Vorher mischte er noch in sein Pulver etwas Gelee, so dass es genau so aussah, wie die Senf- und Currypaste. Er war gespannt, was geschehen würde.
Am nächsten Tag ließ sich der oberste Ratsherr nicht sehen. Es hieß im Dorf, er sei krank und hüte das Bett. Am zweiten Tag war er immer noch nicht zu sehen – man sagte, dass er ganz dick angezogen

sei und sogar eine Mütze auf dem Kopf hätte, damit er sich nicht weiter erkälten würde. Alle Leute im Dorf glaubten das, bis auf unseren schlauen Friseur, der mehr wusste. Am dritten Tag kam der oberste Ratsherr auf den Marktplatz. Es hieß, dass er etwas Wichtiges verkünden wolle. Das ganze Dorf sollte zusammenkommen, um die wichtige Nachricht zu empfangen. Eingemummt in dicke Kleidung und mit einer Wollmütze auf dem Kopf stand nun der oberste Ratsherr auf dem Podest. Die übrigen Ratsherren saßen um ihn herum – anscheinend wusste keiner, was es an diesem Tag so wichtiges zu berichten gäbe. Wie üblich wurde die Rede mit Stößen aus einer Fanfare eingeleitet. Drei Trompeter bliesen so laut in die Instrumente, dass die Ohren schmerzten. Dann sprach der oberste Ratsherr:

»Der Flug der Vögel kündet von einem strengen Winter – es wird in den nächsten Monaten bitter kalt werden. Und schließlich hat der Mensch Haare auf dem Kopf, die verhindern, dass der Schnee direkt auf den Kopf fallen kann. Somit beschließe ich, dass jeder, der kurze Haare hat, sie wieder wachsen lassen muss, um gesund über den Winter zu kommen. Um aber auch künftig unterscheiden zu können, ob einer reich oder arm ist, werden von nun an die Reichen ihre Haare ganz kurz tragen, ja, sie werden sogar eine Glatze tragen.«

In diesem Moment nahm er seine Wollmütze ab und zeigte dem ganzen Volk sein haarloses Haupt. Du glaubst ja gar nicht, was für ein Raunen durch die Menge ging. Damit hatte wirklich keiner gerechnet. Der oberste Ratsherr mit Glatze, ja, wo gibt es denn so etwas?

In den kommenden Monaten ging, nebenbei bemerkt, das Geschäft unseres Friseurs wieder besser. Bis zum Winteranfang hatte er fast alle seine Kämme verkauft, man muss eben nur die richtigen Träume haben.

DIE GEHEIMNISVOLLE TÜR

Vorlesetext 3

Die Geschichte, die ich Dir nun erzähle, handelt von einem Land, in dem lauter Mäuse lebten. Dieses Land lag am Rande eines großen, finsteren Waldes. Die Mäuse mieden diesen Wald – man erzählte sich seltsame Dinge, die sich dort zutragen würden. Ihr Futter bekamen die Mäuse von einem nahegelegenen Feld, genauer gesagt waren es mehrere Felder, die den Mäusen als Nahrungsquelle dienten. Sie fraßen kleine Maiskörner, verschiedene Gräser und hin und wieder auch einmal einen Regenwurm, dann nämlich, wenn

es besonders feucht war. Kurz:
Den Mäusen ging es gut und es gab keine Veranlassung, auch nur einen Schritt in den Wald zu gehen, sie hatten einfach alles und lebten zufrieden. Natürlich kannten fast alle Mäuse die überlieferten Geschichten von diesem Wald und an manchen lauen Abenden, dann, wenn das Grillfeuer richtig flackerte und man gemütlich beisammensaß, wurden Geschichten über diesen Wald erzählt, die einem wirklich eine Gänsehaut über den Rücken laufen ließen.

Kennst du das auch, wenn dir so eine Gänsehaut den Rücken herunterläuft. Das ist manchmal ein richtig komisches Gefühl, oder?

Hartnäckig hielt sich immer wieder die Geschichte von der rabenschwarzen Eichentür und den großen Mauern im Wald. Keiner der Mäuse hatte je auch nur einen Fuß hinter diese Tür gewagt, aber man munkelte von riesigen Ungeheuern und Monstern, die hinter dieser Tür und den Mauern leben sollten.
In diesem Sommer hatte es schon lange nicht mehr geregnet. Die Vorräte unserer Mäuse gingen langsam dem Ende entgegen, der Boden wurden immer trockener. Tagein, tagaus sah man nur den blauen Himmel und die Temperaturen glichen denen eines Backofens. Zogen Wolken vereinzelt am Himmel vorbei, so schauten die Mäuse erwartungsvoll nach oben und wurden immer wieder enttäuscht, weil diese Wolken sich wieder in Luft auflösten.
Konrad, der Mäusekönig, versammelte das Mäusevolk um sich. Es wurden die letzten Reserven, wie Wasser und Nüsse, gezählt und man kam zu dem traurigen Ergebnis, dass die Vorräte nur noch 3-4 Wochen reichen würden, bei sparsamstem Verbrauch. Das wenige Wasser musste sogleich in kleine Mengen eingeteilt werden, jede Maus bekam am Tag gerade mal so viel Wasser, wie in einen halben Fingerhut hineinpasst, also sehr, sehr wenig.
Mittlerweile vergingen die nächsten Tage und es war immer noch kein Regen in Sicht. Die Felder waren verdorrt, kleine Risse waren schon im Boden sichtbar. Das wenige Wasser, was noch im Boden steckte, sackte immer tiefer, so dass die kleinen Mäusehöhlen immer brüchiger wurden, weil die Wände auszutrocknen begannen. Das wenige Wasser wurde dazu verwandt, die Höhlen innen anzufeuchten, so dass die Wände noch gerade so hielten. In ihrer Verzweiflung stellten sich an einem Tag sogar alle Mäuse in einem

Kreis auf, schauten hoch zum Himmel und wünschten sich laut, dass endlich wieder Wolken kämen. Aber:
Am nächsten Morgen war wieder nur blauer Himmel, heiße Luft und immer größer werdende Risse im Boden.

Hast du das auch schon mal gesehen, wenn der
Boden so trocken ist, dass er richtig aufreißt?
Das sieht doch merkwürdig aus, oder

Irgendetwas musste geschehen, um die Katastrophe zu verhindern. Konrad, der König, versammelte die beiden tapfersten Mäuse um sich herum. Titus, der Ältere von den beiden, sollte nun in den Wald geschickt werden, um Wasser und Nahrung zu suchen. Der Wald, ja, der war noch so richtig grün und machte einen frischen Eindruck, aber ... Titus sammelte seinen ganzen Mut und schritt langsam in den Wald hinein. Vorsichtig streiften seine kleinen Füßchen über Moos und loses Blattwerk und der weiche Waldboden federte seinen kleinen Körper hin und her. Nach wenigen Schritten sah er plötzlich eine große, schwarze Eichentür und die langen, schwarzen Mauern an den Seiten. Titus' Herz stockte, aber er schlich sich langsam zu der Tür, um zu horchen und zu lauschen. Ängstlich legte er sein kleines Mäuseohr an das kühle Holz der schwarzen Türe.
»Miau, Miau ...« hörte er und gelähmt vor Angst rannte er trotzdem schnell wie der Wind weg vor der vermeintlichen Katze. Nein, mit Katzen wollte er wirklich nichts zu tun haben. Zu Hause angekommen berichtete er dem König von den furchterregenden Katzenstimmen.
Die Sonne brannte weiter erbarmungslos und die Nahrung und das Wasser wurden immer weniger und weniger, so dass nur noch ein Viertel eines Fingerhutes an Wasser für jede Maus reichen musste. Das Feld war mittlerweile vollkommen verdorrt, die Luft knisterte und die Risse im Boden waren so breit wie dein ganzer Unterarm.
Konrad beauftragte nun den jüngeren Cyron, ebenfalls in den Wald zu gehen und vielleicht doch noch Rettung zu finden. Cyron machte sich auf den Weg. Eigentlich wollte er gar nicht in den Wald, denn er hatte von Titus die schlimme Geschichte mit der Katze gehört – aber sich den Worten des Mäusekönigs zu entziehen, das galt als unehrenhaft, und so schlich er nun vorsichtig in den Wald. Als er vor der Türe stand und auch die seltsamen Katzengeräusche hörte,

stellte er sich auf seine Hinterbeine, um durch ein kleines Schlüsselloch zu schauen. Dort erblickte er ein großes schwarzes Auge, und vor Schreck wäre ihm beinahe das Herz stehengeblieben. Er lief so schnell er konnte wieder zurück und berichtete von seinem schrecklichen Erlebnis. Es war scheinbar alles hoffnungslos.
Die einzige Maus im Mäusereich, die offenbar die Not der Lage nicht erkannte, war Hyrta, eine fast blinde und taube Maus, die nur wenig sprach. Sie wurde von den anderen Mäusen nicht so recht ernst genommen und manchmal machten sich junge Mäuse über sie lustig. Sie war die einzige im Reich der Mäuse, die noch vergnügt herumtollte und nicht jammerte. Die anderen Mäuse trauten ihren Augen nicht, als sie sahen, dass Hyrta schnurstracks in den Wald hineinlief
»Halt, Hyrta bleibt stehen, die Katze wird dich fressen!«, schrieen sie ihr hinterher, aber Hyrta konnte sie mit ihren schlechten Ohren nicht mehr hören. Sie verschwand im dunklen Wald.
»Die sehen wir nie wieder«, meinte Titus und machte ein trauriges Gesicht. Er ärgerte sich, dass er Hyrta nicht mit Gewalt zurückgezogen hatte. ...

Manchmal ärgert man sich im Nachhinein,
wenn man das Gefühl hat, dass man etwas
versäumt hat, kennst du auch das Gefühl?

Stunden später kam Hyrta zurück. Ihr Fell war glänzend feucht und Reste eines Regenwurms hingen ihr aus ihrem keinen Maul heraus. Die übrigen Mäuse verstanden die Welt nicht mehr. Hyrta machte Zeichen und signalisierte den anderen, dass sie auch in den Wald gehen sollten, aber keiner traute sich, ihr hinterher zugehen. Sie legte sich an eines der wenigen schattigen Plätzchen und als sie sich genug ausgeruht hatte, ging sie wieder in den Wald und kam so zurück wie beim ersten Mal, mit feuchtem Fell und Regenwurmresten im Maul. So geschah es mehrmals. Schließlich beschloss man, Hyrta heimlich in den Wald zu folgen. Als sie Hyrta vor der großen schwarzen Tür sahen, wollten die anderen Mäuse sie noch warnen, diese schreckliche Türe zu öffnen, aber da war es schon zu spät. Sie hatte die Türe aufgedrückt und verschwand. Mit ihren schlechten Ohren und Augen konnte sie natürlich nicht die »Gefahr« wahrnehmen, und das werde sie nun ihr Mäuseleben kosten, so die allgemeine Mäusemeinung. Die Mäuse wären ja am liebsten alle weggelaufen, aber ihre Neugier war schließlich so groß, dass sie sich vorsichtig an die halb offene Türe heranwagten. Sie schauten durch den Schlitz. Hinter der Türe war alles ganz grün und frisch und es stand nicht weit ein großer Brunnen, aus dem Hyrta Wasser schöpfte. Die Geräusche des Eimers, der an einem verrosteten Seilzug befestigt war, klangen wirklich so wie die Schreie einer wilden Katze. Als die Mäuse schließlich hinter die Türe gingen, lüftete sich das Geheimnis des schwarzen großen Auges. Hinter der Türe waren zwei Pfauenfedern befestigt, die mit ihren großen schwarzen Augen einem wirklich Angst einjagen konnten. Aber Pfauenfedern sind nun einmal Pfauenfedern und nichts anderes, oder siehst Du das etwa anders? Der Boden hinter der Mauer war nebenbei bemerkt so feucht, dass es da von Regenwürmern nur so wimmelte.

7 Literaturverzeichnis

Barber, T.X.: Hypnosis: A scientific approach. New York 1976.
Bernheim, H.: Die Suggestion und ihre Heilwirkung. Nachdruck der Ausgabe von 1888. Tübingen 1985.
Brandt, L.: Illustrierte Geschichte der Anästhesie. Stuttgart 1997.
Cialdini, R.B.: Die Psychologie des Überzeugens. Bern 1997.
Eberwein, W. & Schütz, G.: Die Kunst der Hypnose. 3. Auflage. Paderborn 2001.
Eberwein, W.: Abenteuer Hypnose. München 1996.
Ellenberger, H. F.: Die Entdeckung des Unbewussten. Band 1. Bern 1973.
Gilligan, S.: Therapeutische Trance. Das Prinzip der Kooperation in der Ericksonianischen Hypnotherapie. Heidelberg 1991.
Grof, S.: Das Abenteuer der Selbstentdeckung. Heilung durch veränderte Bewusstseinszustände. Ein Leitfaden. Hamburg 1997.
Hilgard, J.R.: Divided consciousness: Multiple controls in human thoughts and action. New York 1977.
Hilgard, J.R.: Personality and hypnosis: A study of imaginative involvement (2d ed.). Chicago 1970.
James, T.: Hypnosis. Crown House Publishing 2000.
Lankton, H. & Lankton, S.R.: Geschichten mit Zauberkraft. Die Arbeit mit Metaphern in der Psychotherapie. Stuttgart 2005.
Lansing, A.: 635 Tage im Eis. Die Shackleton-Expedition. München 1999.
McCutcheon, M.: Der Kompass in der Nase. München 1994.
Ornstein, R.: Multi-Mind. Ein neues Modell des menschlichen Geistes. Paderborn 1992.
Peiffer, V.: Principles of Hypnotherapy. Thorson 1996.
Platonow, K.: Unterhaltsame Psychologie. Köln 1982.
Pschonik, A.T.: Über die Bedeutung der Großhirnrinde für die Schmerzreaktion der Haut. Psychiatrie 4, 257 (1952).
Rossi, E.L.: Die Psychobiologie der Seele-Körper-Heilung, Neue Ansätze der therapeutischen Hypnose. Essen 1991.
Rossi, E.L.: Gesammelte Schriften von Milton H. Erickson. Band 2. Heidelberg 1996.

Rossi, E. L.: Gesammelte Schriften von Milton H. Erickson. Band 3. Heidelberg 1997.

Rossi, E. L.: Gesammelte Schriften von Milton H. Erickson. Band 5. Heidelberg 1998.

Schmierer, A.: Einführung in die Zahnärztliche Hypnose. Berlin 1997, 2. Auflage.

Schütz, G. & Freigang, H.: Tausend Trance-Tipps. Stuttgart 1998.

Schütz, G. & Freigang, H.: Ratgeber zahnärztliche Hypnose. 2. Aufl. Stuttgart 2006.

Schütz, G.: Hypnose – Begegnungen mit einem merkwürdigen Phänomen. E-Book. Junfermann Verlag 2001. (www.active-books.de)

Schütz, G.: Hypnose in der Praxis. Paderborn 1997.

Schütz, G.: Träume, Trance und Kreativität. Stuttgart 2007.

Shapiro, F.: EMDR Grundlagen und Praxis. Paderborn 1998.

Staats, J. & Krause, W.-R.: Hypnotherapie in der zahnärztlichen Praxis. Stuttgart 1995.

Steven, J. L. (Ed.): Casebook of Clinical Hypnosis. Washington DC 1996.

Wilber, K.: Eye to Eye: The Quest for the New Paradigm. New York 1983.

8 Stichwortverzeichnis

A

B

D

E

F

G

H

I, J

K

L

M

N

O, P

R

S

T

U

V

W

Z

Über die Autoren

DP Dr. Gerhard Schütz

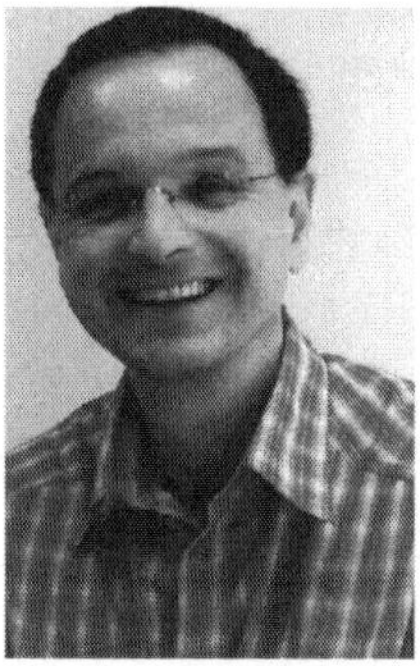

Jahrgang 1956, verheiratet, zwei Kinder.
1984 Diplom im Fach Psychologie an der FU Berlin; seit 1994 als Hypnosetherapeut in eigener Praxis in Berlin-Steglitz tätig; 1999 Approbation als Psychologischer Psychotherapeut; Trainer und Supervisor der Deutschen Gesellschaft für Zahnärztliche Hypnose (DGZH) e.V.
Autor verschiedener Bücher, unter anderem:

- »Die Kunst der Hypnose« (mit W. Eberwein), Junfermann Verlag, 2001
- »Hypnose in der Praxis«, Junfermann Verlag, 2002
- »Träume, Trance und Kreativität«, Hypnos Verlag, 2007

Weitere Infos unter: www.gerhard-schuetz.de

Dr. med. Horst Freigang

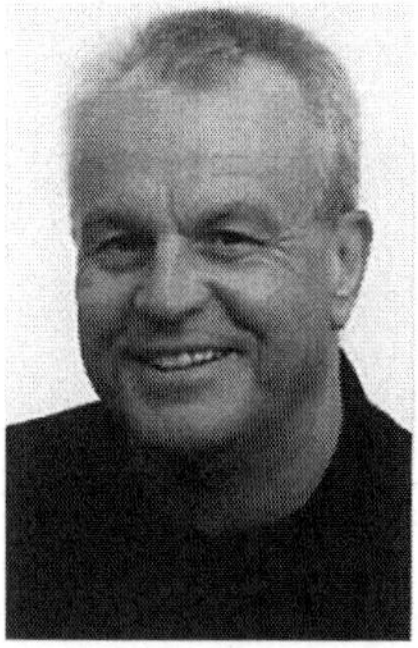

Jahrgang 1948, verheiratet, zwei Kinder.
1983 Staatliche Anerkennung als Fachzahnarzt für Allgemeine Stomatologie; 1985 Erlangung des akademischen Grades »doctor medicinae« (Dr. med.); seit 1991 Vorstandsmitglied der KZV Berlin; 1992 Niederlassung in eigener Praxis in Berlin; Vizepräsident der DGZH e.V., Trainer und Supervisor.
Autor verschiedener Bücher, unter anderem:

- »Tausend Trance Tipps« (mit G. Schütz), Hypnos Verlag, 1998
- »Ratgeber zahnärztliche Hypnose« (mit G. Schütz), Hypnos Verlag, 2006

Weitere Infos unter: www.dgzh-berlin.de